失序日常

—— 潛藏在生活中的精神問題

何美怡醫生 著

U0061855

非凡出版

送給 Cecilia

永遠懷念你

自序

有一次跟朋友聊天，朋友說：「以前沒那麼多精神病，也沒那麼多精神病人。」

的確，尤其在擠迫得沒有一絲喘息空間的香港——這裏的擠迫不單是「土地問題」空間上的擠迫，還有觸不及摸不到的心靈上擠迫：追趕死線的工作、沒事咆哮的上司、沒完沒了的功課、期望過高的老師……面對種種超越自身能夠承受的壓力，有人抑鬱，有人焦慮，有人做一些不合理的事情，有人做一些犯法的事。

到了社會出現一個精神病殺人犯，或有名人因精神病輕生時，大眾才會對精神病人有多一點關注……可是，除了會殺人和自殺的精神病個案外，還有很多我們不知道的、對社會影響力小但對病人自身或身邊的人影響力大的小案件，不是也很值得我們留意嗎？

原來小孩子不願上學，可能是患上了焦慮症？原來有戀童傾向不一定是戀童癖？喜歡拔自己的毛髮是因為壓力？吃太多或吃太少都可能是精神病？

我希望讓社會知道，精神病是怎麼一回事，不同的精神病又有甚麼病徵。認識精神病，不但是救人，也是自救——埋頭做功課和埋頭工作的你、自以為心理強大的你，有沒有想過，自己也有可能會有被拖垮的一天？

我寫這本小書的目的，就是希望通過四格漫畫和小故事，讓大家了解不同精神病的病徵，在病情還沒太嚴重的時候求醫，及早治療，及早痊癒。個案的篇幅較短，也不一定是真人真事——人和事不一定是真的，但病徵、病況都是來自真實案例改編。希望大家看完這書之後，能夠阻止自己及身邊的人，將我的創作，變成真人真事。

何美怡醫生

目錄

焦慮症　　　　　　　　　　　　10

性癖症　　　　　　　　　　　　70

前言：精神科醫生的日常

精神科醫生的工作，就是診症，有的在醫院，有的是私人執業。大學讀醫五年期間，我選擇了精神科，在實習期間體驗了不同精神科部門的工作，包括兒童及青少年精神科、老人精神科，還有法醫精神科。

而我，現在是一名私人執業的法醫精神科專科醫生。

法醫精神科醫生除了要有醫術，還需要有法律的知識，而且還會時常在法庭出現。

法醫精神科醫生的工作，可以分為政府（即醫管局）聘請的，和私人執業的。醫管局轄下有一個法醫精神科部門，於一九九五年正式成立，主要職責為涉及刑事罪行的精神病患者，提供全方位的臨床評估及治療。懲教署小欖精神病治療中心及荔枝角收押所康復組，亦會由法醫精神科提供外診服務，為被羈留在該中心的人士提供精神狀況評估及醫療服務，其中包括經由法庭或其他執法機構轉介，或已被法庭定罪的精神病患者。

由於疑犯在犯案時是否患有精神病會直接影響判刑，法醫精神科的臨床評估在法庭上也十分重要。法醫精神科部門的醫生往往會代表政府（即控方）做評估，作為控方的「專家證人」。辯方則需要找私人執業的法醫精神科醫生做評估，有時候，政府也會找私人執業的法醫精神科醫生幫忙，也有機會出現控辯雙方找同一

位專家證人的情況。私人執業的法醫精神科醫生亦提供民事案件的協助,例如評估一位長者是否有足夠的精神狀態撰寫遺囑……我在私人執業時所見證的案件比在法醫精神科部門工作的時候多,但也較為瑣碎。

此外,私人執業的法醫精神科醫生也會做一般精神科醫生的工作,例如為市民看診。

精神科天書──DSM 與 ICD

到底精神科醫生靠甚麼去判斷病人有沒有患病、患了甚麼病、又是如何醫治呢?這當然不是在大學和醫院學滿師就一本通書看到老。正如普通科,隨着時代轉變,有些病被人類永遠打敗了,例如天花,也有些病毒新近襲來了,就如大家熟悉的新冠病毒病。其實精神病也是一樣的,例如「打機成癮」在近年被納入成為精神病的一種,試問五十年前又何嘗有打機這回事呢?

所以,精神科醫生診症,都要與時並進。我們有兩本書作為指導手冊:一本是由美國精神醫學學會出版的《精神疾病診斷與統計手冊》(The Diagnostic and Statistical Manual of Mental Disorders,簡稱 DSM),一九五二年出版了第一版,現在已經修訂到第五版了,我們通稱「DSM-5」,至於目前最新的版本是於二零二二年三月出版的 DSM-5 修訂版──DSM-5-TR。另一本是世界衛生組織出版的《國際疾病與相關健康問題統計分類》(International Statistical Classification of Diseases and

Related Health Problems，簡稱 ICD），歷史更悠久，在二零二二年正式生效的第十一版，稱為 ICD-11。這兩本書都是由全球頂級精神病學者和教授經過不斷反覆討論和研究所得出的成果。

以上兩套手冊均會列明不同精神疾病的病徵，精神科醫生會對照病人的情況和手冊的病徵描述作出判別。通常手冊會列出某一個病幾個常見的病徵，只要符合若干個，便屬於患有該精神疾病。

我在工作的時候，會一併參考這兩本手冊。當然，書是死的，人是活的，每個病人都是獨特的，最重要還是要親身跟病人問診，也要接觸他們的家人、朋友，然後再憑自己的經驗，融合手冊內的指導，為病人作出最準確的診斷。

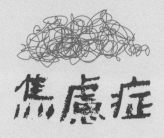

焦慮症

香港最近一次有關精神健康的較大型調查,要數到《香港精神健康調查 2010–2013》,根據結果,年齡介乎 16 至 75 歲的華裔成人當中,最常見的精神病是混合焦慮抑鬱症(6.9%),其次是廣泛性焦慮症(4.2%)、抑鬱症(2.9%)及其他類型的焦慮症,包括驚恐症、各類恐懼症和強迫症(1.5%)。綜合而言,抑鬱症和焦慮症跟香港人最息息相關。接下來,我們將會集中探討不同焦慮症(Anxiety Disorder)的成因、病徵和治療方法。

焦慮症可細分為很多種,有些只有小孩子才會患上,有些則不論小孩還是成人都會碰到,其最主要的症狀有二:「驚慌」和「擔憂」。驚慌,是人類對於一些存在的、或自以為存在的、會傷害自己的東西的一種情緒回應。至於擔憂,則是害怕這樣的威脅,會再一次出現。

驚慌和擔憂，是與生俱來的感覺，每個人都會有，而且是必須有的，因為如果我們身處在具威脅的環境中，這兩種感覺可以協助我們保護自己。試想想，假如我們在一條一片漆黑的街道上，附近一個人都沒有，這時候一個陌生人在不遠處出現，你會感到吃驚和加以防備。這種感覺，是提示你一旦碰上危險時需要逃跑的訊號，你會感到心跳加速、瞳孔放大、肌肉變得緊張——這些都是我們與生俱來的感覺。

但當這些驚慌和焦慮超過了正常的水平，令你為一些平平無奇的事而驚慌，為一些無足輕重的事而擔憂，繼而嚴重到影響生活，就是一種焦慮症。

分離焦慮症

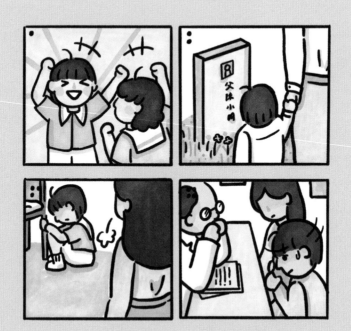

xx-xx-20xx

●往日我帶兒子上學,都會見到老師;今天卻見到校長。我在開學禮見過伍校長致詞,當時覺得很眼熟,這次他主動走過來跟我說:「何醫生,幾年沒見了。」聽到聲音,我才想起,大約四年前,他在另一間學校做副校長時的一件往事⋯⋯

四年前的一個十月,伍副校長來到我的診所。「何醫生,妳好!冒昧來打擾妳,我是某某小學的副校長,我有一位學生,近來可能有點⋯⋯困難,我想問問醫生一些專業的意見,我們學校怎樣才能幫到他。」

一位彬彬有禮的副校長,竟然為了學生前來診所,令人感到尊敬:「副校長太客氣了。其實當事人親自來會比較好,但也請副校長先告訴我,那位學生碰上甚麼問題。」

「好的,好的。」伍副校長點一點頭,說:「他是二年班的阿朗,開學至今已經整整一個月沒有來上學了。最初我們致電到他家,他的媽媽說阿朗肚痛和嘔吐,但兩個多星期後,阿朗仍然沒有來上學。學校覺得奇怪,派了我上門作家訪。我發現阿

13

朗沒有生病啊。他的媽媽也說，醫生找不出阿朗有甚麼病，但每逢早上，當他準備上學時，就會肚痛，有時還會嘔吐、拉肚子。」

伍副校長說到這裏，停了下來，於是我問：「那麼，你為甚麼會覺得這跟精神健康有關？」

「在家訪的時候，有一個微小的地方讓我很在意。就是阿朗媽媽有時會為我沖茶、拿點小食給我吃，甚至去洗手間⋯⋯但在這些時候，阿朗都要跟着她，如果不能跟去，就會坐立不安，不停在叫『媽媽，回來了沒有？』，但他們根本在同一間屋入面。」

這時，「分離焦慮症」這五個字，突然在我腦海出現。

大約一星期後，阿朗兩母子就坐在我面前。

我望着阿朗，他避開了我的眼神，身體微微靠向母親，這些小動作有時候會透露很多資訊。於是我對阿朗說：「我想先跟你媽媽談一點事情，外面有位護士姐姐，她有許多玩具的，不如出去跟護士姐姐玩好嗎？」我的話還沒有說完，阿朗已經表現得很緊張，耍手擰頭，雙手捉着媽媽的手臂不放。

我坐着朗母，她說：「他最近都是這個樣子，去年他已經會自己睡了，但近月卻要跟我睡，不肯自己一個人回房間。」之後，她談到阿朗在學校的情況：「小一都沒有問題的，天天上學，很開心，還認識了幾個好朋友。滿以為他會十分期待升上小二，豈料九月一日開學，我為他穿好校服，準備出門時，他竟然大哭不止，總之就是不肯上學，我沒法子，只好跟學校說他肚子痛。」之後一個月，阿朗都不願上學，朗母也束手無策，而這情況至今已經超過一個月了。

我覺得，阿朗是患了分離焦慮症，但應該還有其他症狀的，我會在跟阿朗的問診過程中找出來。不過，我有一個疑問，為甚麼不是在幼稚園升上小一、接觸新環境時發病，而是在這間學校的第二年才有問題？難道暑假發生了甚麼事？

「他爸爸在六月的時候離開了。」朗母低着頭，嘆了一口氣。

我找到病情的觸發點了。

因為父親的離世，阿朗變得依賴母親，一刻也不願意離開，他害怕只要母親離開他的視線範圍，就會像父親一樣永遠不回來——這是我暫時的推論。

「他的父親在六月底逝世，之後因為要辦喪事，學校最後兩星期的課他也沒有上。」朗母說。之後暑假來臨，阿朗跟沒有工作的母親二人或躲在家中，或出外散心，母子二人形影不離，

直到要上學，才發現阿朗出了問題，不過當時朗母也不知道發生了甚麼問題，更不知從何入手。

我相信，阿朗患的是分離焦慮症，大部分患者會在兒童或青少年時期患上，但也有成人會患上，患病的主要特徵是離開家裏或離開需要依附的人時，會產生過分的焦慮。在兒童或青少年時期，如果症狀持續四星期以上，就需要治療；成人則要六個月以上。

接下來，我為阿朗做診斷。朗母當然也需要在身邊。分離焦慮症有八個症狀（詳見後頁：精神科疾病小知識——分離焦慮症（Separation Anxiety Disorder，SAD）），最少出現三個，並持續四個星期，就可以確診患病。其實，單是我們現在知道的情況，已經有兩個症狀了：一、因為害怕離開母親而不願意上學；二、母親不在身邊，不敢睡覺。

至於其他症狀，就需要從阿朗口中說出來，至少要多一個症狀，才能真正確定他患了這個病。

這需要一些耐心和時間，但在朗母的協助下，我知道了：他會因為反覆夢見自己跟母親分離而驚醒；他害怕離開母親，是因為害怕母親會像父親一樣一去不返；當知道要上學、要離開母親，他感到十分不開心；他十分害怕只剩自己一個人。以上已經是四個從他口中得知的症狀。

他沒有的兩個症狀，是害怕離開母親之後，自己會受到傷害；他也沒有因為與母親分開而有肚痛、嘔吐之類的身體反應。（肚痛和嘔吐是朗母跟學校訛稱的症狀。）

兒童或青少年患上分離焦慮症，一般都不會服藥（成人就要服用 SSRI），我安排了心理專家輔導阿朗，心理專家用循序漸進的方式讓阿朗戒掉對母親的依賴，首先是分離很短的時間，讓母親單獨上洗手間，阿朗留在心理專家身邊；漸漸地，又讓阿朗自己去洗手間。一個月後，分離的時間進步到讓母親離開一小時，阿朗也開始漸漸適應。

學業方面，阿朗只能留級一年了。但學校在伍副校長的努力下充分配合，在翌年的五月，讓阿朗每天上學一小時，六月底的時候增加到半天，喜見阿朗終於融入了校園生活，於是在下一個學年，讓他重讀小二，重過正常的學習生活。

四年後的今天，重遇了現在成為校長的伍副校長，我感到我為兒子選擇的這間學校，一定是一家很好的學校。

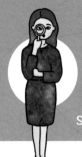

·精神科疾病小知識·
分離焦慮症
Separation Anxiety Disorder, SAD

在精神醫學的診斷系統中,分離焦慮症被歸類為兒童或青少年時期的疾患。主要特徵是離開家裏或離開所依附對象(例如父母親、工人)時會產生過度的焦慮。

《精神疾病診斷與統計手冊(第五版)》(DSM-5)診斷標準:

A.　患者離家或離開所依附的對象時,會產生過度的焦慮,在下列八項焦慮症狀中,出現至少三項:

1.　當離開家裏或與所依附對象分開時,出現反覆和過分的痛苦。

2.　持續和過分擔心會失去所依附對象,或擔心他們受到傷害。

3.　持續和過分擔心自己會發生不幸,導致和所依附對象分離(例如迷路、遇上意外、生病或被綁架)。

4.　由於害怕離別,而不願意離家、上學、上班或到其他地方。

5.　過度恐懼和不願獨自一個人。

6.　持續不願意在外過夜或在所依附對象不在身邊時入睡。

7.　反覆做有關離別的惡夢。

8.　當與所依附對象離別、或預見會與所依附對象離別時,會感到身體不舒服(例如頭痛、胃痛、嘔吐等)。

B. 焦慮情況，小童持續至少四星期，成人則持續至少六個月或以上。

C. 焦慮帶來痛苦，嚴重影響到人際關係、學業活動或其他重要事情。

分離焦慮症多在學前發病，在青少年時期才病發則較為罕見。如果成年人發病，大多因為過度擔心配偶和子女，當與他們分開時，會感到明顯的不適。

選擇性緘默症

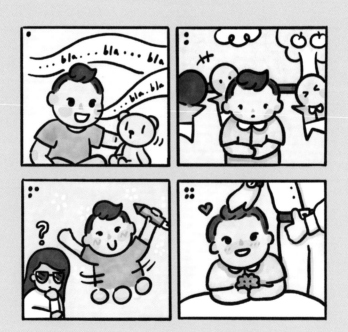

●●因為 Covid-19，過去有一段時間，除了看診，我都很少跟朋友見面。但這次美儀約我，從她在電話筒另一頭的聲音中可以聽出，她可能有點煩惱事想我幫忙，所以我二話不說就應約了。

一星期之後的一個星期五晚上，我到達中環一間餐廳，很快就見到美儀，以及她的丈夫和小兒子樂樂。

我算一算，樂樂應該有三歲了，還記得我早年曾出席過他的百日宴，不過他當然不會認得我。我走過去，向他們三人打招呼，美儀夫婦都十分熱情，但樂樂看起來卻有點害羞，縮在媽媽身後。

「樂樂，叫 Auntie Robyn！」美儀輕聲細語對樂樂說。樂樂聽了，縮得更後，不過他那雙小眼睛卻又偷偷望過來，但當我們目光相接，他又秒速避開。

「不要緊啦，樂樂你好！」我笑着向樂樂打招呼，也不需要他

回應了，否則大家一直站着會有點尷尬。

「我先生跟樂樂很快會走了，今晚是 lady's night。」美儀笑着說。的確，她跟丈夫打點一些家務事之後，丈夫就帶樂樂回家。樂樂全程都沒有說過一句話，但我感覺到他一直在看着我，而目光也並非不友善。

之後我們點了晚餐，也互道近況，當然也不忘慨嘆着疫情所帶來的不便。之後，美儀很快進入了正題：「何醫生，你覺得樂樂怎樣？」

她用「何醫生」稱呼我，我當然明白她的用意，我說：「他太害羞了吧。」

「我也不知道是不是害羞。」美儀嘆了一口氣，說：「他在家就像隻開籠雀，我以為他是個外向的孩子，但早兩個月帶他到暑期班，他完全不肯說話，剛剛開學了，換了個環境，情況還是一樣。」

「妳發現了問題所在嗎？」我覺得她有一點想法，果然，她吸一口氣，火冒三丈起來。

「都是 Covid 惹的禍！」美儀似乎把一切都怪罪疫情：「如果沒有疫情，樂樂就會有正常的成長，會上 playgroup，之後上PN，閒時又可以帶他出街，見見親戚朋友，跟同齡的小朋友

玩。怎會自二零二零年起就在家中虛度……」其實樂樂的問題不一定是由疫情引發的，但現在也先不忙追究，解決問題才是當務之急。

「七月的時候，我們為樂樂報讀暑期班。樂樂在家中十分活潑，常常張口說過不停，電視說甚麼他就跟着說，學習能力也令我們大人訝異，常常想：『他在甚麼地方學懂這句話？』但一進到暑期班，老師跟他談天，他就表現得怯懦，只懂點頭、搖頭，最多也就是伸出手指把答案指出來，卻不肯開口說話。暑期班老師也請我們留意他的情況，但他回到家，又變得正常。」

接下來，樂樂正式入讀幼稚園，情況也沒有改善。「我最初以為他不喜歡那個暑期班或那些老師同學，但轉到幼稚園後，情況還是一樣。無論老師叫他答問題，還是同學撩他互動，他都不予回應。不，根據老師所說，他不是不回應，而是不肯用說話回應，他會用肢體去回應老師和同學，而且老是低着頭，似乎過分害羞。」

可能真的是過分害羞？但我想起一種社交焦慮——「選擇性緘默症」（Selective Mutism），可能就是樂樂現在的情況。

我對美儀說出了這個初步得出的結論。

「這是甚麼病來的？能否醫治？」美儀彷彿抓到救命稻草，表情變得緊張起來。

「不用太緊張，先聽我說。」我說：「這個病最大的特徵，是在陌生環境下不會說話。比如，同一天，在學校不說話，但回到家卻說個不停，就是在特定的情境才會講不出聲，說不出口。當這個情況維持超過一個月，就可能患了這個病。樂樂在暑期班加上新學年開學，也超過一個月了，所以不排除是患了這個病。」

「那麼，可以怎樣治療？」

「按現在的情況，我建議先觀察多一會兒。因為有不少的案例，病人是會自行痊癒的。」我明白病人家屬一聽到「自行痊癒」都會有一絲迷茫，所以見到美儀露出有點無助的表情，也是理解的，於是我續說：「如果情況持續多幾個月，當然可以找心理專家跟進。」

美儀嘆一口氣，說：「那麼，現在這階段，我們是沒事可做了？」

「也不是的。」我想了一想，說：「這個病，多伴隨其他焦慮症，如分離焦慮症或其他社交焦慮症，我可以幫忙檢查一下。」

美儀不斷點頭，我感覺到她的雙眼多了一點希望。然後我說：

「我們也要談談,如何應對樂樂這種不說話的態度。大人不適當的應對,也是會有影響的。」

「怎樣才能應對得宜?」美儀問。其實大人也有可能患上「選擇性緘默症」。這個病很罕見,也較難去判斷,因為一般害羞的人也會有相同的表現。我建議是首先多作觀察,並作出適當的應對,就像樂樂這個案一樣。

「首先,妳自己不要太緊張,也不要讓小朋友覺得妳對這件事十分緊張,當他有這個意識時,要開口說話,就會更加困難了,你要平常心,遇上他不說話,不要不停的叫他:『你講啦,快點講啦』,而是跟他說:『沒問題的,不說話也可以,最重要玩得開心』,幼稚園一年班,都是去玩而已,鼓勵他跟其他小朋友玩,給他的信息是『他想講,才講』,到他真的開口說話了,又不要太過興奮,不要給他太多注目,要創造一個舒服的環境,讓他自然的說話,然後持續下去。」

美儀若有所思,像在消化我說的話。之後,整餐晚飯都沒有再提樂樂的事,我們愉快地結束聚會。

大約兩星期後,我收到美儀的短信:「太好了,Robyn,今天樂樂說話了。我忍着不在他面前顯露興奮的神情,但真的忍不住要告訴妳!今天上課,我們家長在課室外面看着,我聽不到

老師在說甚麼，只見他指着樂樂，應該是想他答問題吧，樂樂起初沒有出聲，只大力的點一下頭，然後老師向他豎起拇指，再給他一塊餅乾，這時候，我清楚見到樂樂張開口，口形是說：「謝謝！」然後，老師拍一拍他的頭，他開心地笑了！」

這實在太好了，希望樂樂能夠擁有更快樂的人生。

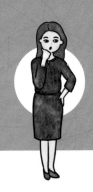

選擇性緘默症

Selective mutism

選擇性緘默症屬於社交焦慮症的一種，患者有正常說話和理解語言的能力，但在特定場合下會出現說不出話的情況。患者的行為和學習能力都屬正常，但其症狀顯然會與一般人所理解的「害羞」有相異。

DSM-5 診斷標準：

A.　即使在其他場合能夠說話，但在某些期望患者說話的特定社交場合（例如在學校）持續無法說話。

B.　此種狀況影響學習、工作及人際溝通。

C.　此種狀況持續至少一個月（上學的第一個月不計算在內）。

D.　不說話的原因不是因為對社交場合中的語言不了解或不習慣使用。

E.　此種狀況不能以溝通障礙（例如口吃）解釋，也不適用於已經出現自閉症、精神分裂症或其他精神障礙的患者。

選擇性緘默症十分罕見，大約在五歲左右病發，但也可能跟患者適齡入學有關。選擇性緘默症可能為患者造成社交問題，因為兒童太焦慮而無法參與學校的生活，學業成績可能會受影響，因為他們無法與老師和同學構通。如果未能好好醫治，患者長大後可能會跟社會有隔閡。

恐懼症

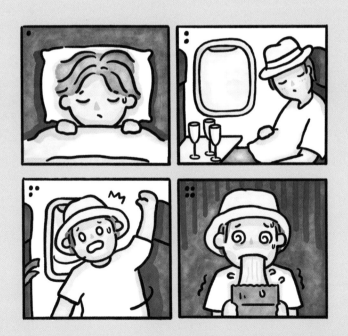

xx-xx-20xx

柏高上了飛機之後，立即乾了三小杯白酒。

「一睜開眼，飛機就降落到香港機場了。」他自言自語。因為出差，柏高兩日前去了北京，現在啟程回港。

如他所料，飛機還未起飛，他就徐徐入睡。夢中，他竟然回憶起這個月的生活片段。

「柏高，Peter 離職了半年，我一直爭取由你頂上他的位置，現在上頭批了，你可開心了吧！」柏高的上司安迪笑着說。這一次升職，柏高的人工翻了一倍，但要兼管北京分部的工作，所以柏高每個星期都要到北京開會。

「每星期都要飛北京？你這樣的人怎行？」回到家，妻子立即向柏高露出質疑的目光。「是的。」就連柏高都不相信自己能有這個能耐。但眼見兒子剛剛升讀中學，書簿費、學費都增加了不少，他想，只能咬緊牙關……

「痛！」發夢咬緊牙關，牙齒竟然就真的咬向嘴唇！柏高忽然驚醒，定過神來才記起自己正身處飛機艙。「糟糕！」他立

即揚手，希望附近的空中服務員能見到他，他要三杯白酒，立即要！可是，眼前就連一個空中服務員都沒有，他來不及奇怪，就感覺到飛機正緩緩向下降。「竟然在這個關頭醒過來……」在飛機降落前半小時左右，飛機上所有人都要扣緊安全帶，不得離開座位！這時候，柏高開始感到呼吸有點困難，心跳加速得快要跳出來，他手震震地在前座椅背找出嘔吐袋，袋子剛打開，他就吐了下去，鄰座乘客驚覺他神色有異，立即大聲呼救，接下來發生過甚麼事，柏高也難以覆述了，只記得心神定下來的時候，已經在機場的醫療室……

柏高患有恐懼症（Phobic Disorders），他害怕搭飛機。事件發生之後，柏高的妻子提議他去看精神科醫生。

了解過事情始末之後，我向着面前的柏高發問：「甚麼時候開始害怕乘飛機？」

「記得第一次乘飛機時還是很興奮的。」柏高苦笑着說：「當時是爸媽帶我去旅行吧，應該是初中時期。後來……我記起了，有一次，飛機遇上氣流，晃得十分厲害，更突然急速下降，像過山車俯衝般的離心力一樣。接着，大約一個星期後，我留意到一單有關空難的新聞，腦袋便開始胡思亂想起來：說實在啊，如果在飛機上遇上甚麼意外，都沒辦法自救啊。」

我原本想說，其實意外這回事，無論坐甚麼交通工具，都不容易自救。但我還是讓他繼續說下去：「可能是自此之後？我忘了，總之在某個時刻開始，我漸漸害怕乘飛機。最初只是上機的一剎那害怕，後來到乘飛機之前一兩晚已經害怕起來，會睡得不好。」

「在飛機上害怕起來，會有甚麼具體的不舒服？」我問。

「上一次也是最嚴重的一次，會嘔吐，手心、背脊冒出冷汗，心跳快得像要跳出來，還有就是呼吸困難，差點像要死掉一樣。」

突然，柏高緊張地向我問道：「醫生，我要辭掉工作，選擇另一份不用乘飛機的工作嗎？還是，這是可以醫治的？」

其實，面對恐懼，應該逃避，還是面對？

這當中沒有標準的答案。但面對恐懼症，我卻有一些看法。恐懼，每個人都會有。有人怕蛇、怕老鼠、怕蜘蛛，你可能會說，怕這些生物很正常，但也有人怕狗，見到狗會全身發抖，即使在路上只是見到臘腸狗，也會繞遠路。亦有人畏高，或者怕流血、怕打針。前陣子打疫苗嘛，有朋友怕得一走進去，跟護士核對過資料後，都幾乎別過頭，閉上眼，完全不望向護士的那一方，直到離開時，他都沒有見過那支針。

恐懼跟恐懼症，有程度上的分別，害怕蛇蟲鼠蟻，人之常情；但如果看到老鼠，便嚇得出現心跳加速、手心冒汗、呼吸困難、頭暈眼花、作悶作嘔、胃痛肚痛等這些我們稱為「恐慌突襲」（Panic Attack）的生理反應，就是患上了恐懼症。

然而，並不是所有恐懼症都需要醫治的。很簡單，我們日常生活中很少機會見到蛇，如果你在電視上看到蛇，出現「恐慌突襲」的反應，那轉台就可以了，犯不着為很少出現的「恐慌突襲」機率而去作恐懼症治療；相反，如果恐懼症對生活有影響，避無可避，那就必須治療不可。

所以，來診所找我治療得最多的，的確是飛行恐懼症，亦有病人因為害怕狗而前來治療，因為在香港看到狗也是很普遍的事，的確會造成困擾。當然，是否接受治療是病人自己的決定，我只會作出我認為適當的建議。

「既然影響了工作和生活，當然要好好面對。」我這樣對柏高說。

治療方面，我會用藥，但主要還是要他找心理專家做心理治療。另一方面，柏高跟公司說明自己的情況，公司也十分支持他，暫時請副手代替他到北京工作，大約半年後，柏高也漸漸對自己有信心，他可以搭飛機了。

我建議他先不要去北京，香港到北京要飛三小時，他可以先跟妻子到台北旅行，台北只要一個多小時機程，然後循序漸進，而且有妻子陪伴，柏高應該可以更安心。另外我也會開處方鎮靜劑給他，讓他在必要時服用。

以下是柏高在接受治療之後第一次坐飛機，回來告訴我的話：

「最初坐在飛機上，仍然感到心跳，不過情況有點不太一樣，那不是緊張的心跳，是面對一項挑戰，覺得可以突破自己的刺激感。當飛機起飛時，我看我的妻子比我還緊張呢！不過，我沒有那些你說的『恐慌突襲』反應，沒有想作嘔、頭暈、冒汗之類的，跟之前不太一樣了！上到半空，我還在妻子的鼓勵下，望向窗外，原來雲朵的景色很美麗！」

這已經是三年前的個案了，疫情期間我也沒有遇到患有飛行恐懼症的人，但隨着各國通關，我們終將迎來了再次飛行的日子，真是既熟悉又陌生的情景呢！

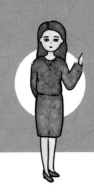

恐懼症

Phobia Disorders

恐懼症是焦慮症的其中一種，此症的特徵為發病者對某些事物或情境，會產生持續性的恐懼與害怕，例如本個案的飛行恐懼症，其患病原因有機會是源於過往自身與懼怕事物之間的負面經驗所觸發而成。

DSM-5 診斷標準：

A. 對特定物體或情況（例如，飛行、高度、動物、接受注射、看到血液）有明顯的恐懼或焦慮。

B. 恐懼或焦慮是立即引起的。

C. 患者會主動迴避接觸導致恐懼或焦慮的物體和情況，或會持續忍受這份恐懼和焦慮。

D. 這份恐懼或焦慮與實際危險不成比例。

E. 恐懼、焦慮或迴避持續至少六個月以上。

F. 這份恐懼、焦慮或迴避，會導致顯著的痛苦，影響社交、工作或其他重要功能領域。

恐懼症有時產生於創傷事件之後，如被動物攻擊或受困於升降機；或產生於觀察到他人經歷創傷事件之後，如看到某人溺斃，就會怕水；又或一次意外的驚恐發作，使該場所成為日後恐懼的情境，例如碰上港鐵意外，及後乘港鐵便會害怕；最後是受信息傳播的影響，如飛機失事的廣泛報道。但也有些患者，已經無法回憶起恐懼症的起因。

社交恐懼症

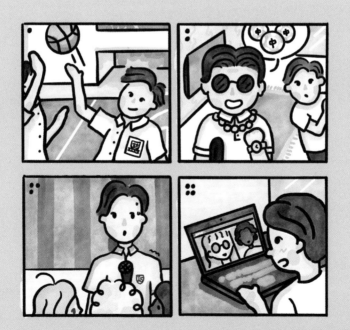

「我替你打電話到學校，班主任會接電話，你就跟他說點甚麼，即使說你要請一兩個星期假也沒關係，這樣可以嗎？」心理專家懷特望着面前的孩子，只見他一直低着頭，即使沒有搖頭耍手，也知道他是不會答允的。

這位孩子名叫多諾，十五歲，剛升讀中學五年級，患有社交恐懼症：他最初害怕上課，後來連走在街上也會變得害怕起來，他的父母覺得不妥，暑假的時候帶他到相熟的心理專家——懷特的診所，希望在新學年開始之前，把病治好。

可是，現在已經是八月下旬了，還有一個星期左右便開學，但多諾的情況沒多大好轉。

在多諾中三那一年，他的父親突然中了六合彩，一家人的生活變好之餘，父母也決定花一筆錢把多諾送到國際學校讀書，就在中三的暑假，多諾告別了官立中學的同學們，踏上國際學校的未知旅途。

人算不如天算，父母一心希望能為多諾提供更好的學習環境，怎料在多諾身上感受到的卻是突如其來的不適應和壓力。在多

諾中四學年末的時候，老師請家長到學校，談及多諾與老師和同學相處時展現的慌張失措，雖然多諾的成績能讓他勉強升讀中五，但融入不了群體生活這一點，被老師認為需要特別關注。

懷特想了一想，請多諾的父母進來，說：「我想，多諾的社交恐懼症，情況十分嚴重。我認為，目前的心理治療未必能幫得上忙，必須用藥。但用藥，就必須轉介到精神科醫生。」說着，懷特遞上一張卡片，上面寫了一個電話號碼。

「打這電話預約，何美怡醫生會幫到你們。」

這是心理專家懷特轉介過來的個案。心理專家和精神科醫生各司其職，合作無間，大家負責的範疇不一樣，但目的卻是相同——希望病人能夠得到適當的治療，盡快康復。

懷特說，多諾患的是社交恐懼症。見到多諾後，不用他說，我都知道了。他幾乎都不說話，連正眼也不望我一眼。不過，我應付這情況實在有非常多的經驗，因此，很快我就取得多諾的信任，也漸漸明白到當中是怎麼一回事。

多諾的情況，是在中四轉校後才發生的。「中一到中三，讀官立學校，很開心的，常常跟同學一起玩，放學會一起打籃球。」

多諾說着，臉上出現了一瞬間的笑容，但很快就消失了：「中四之後，爸爸媽媽迫我轉到國際學校，說是為我好。不過去年因為疫情，多數用視訊上課，我在電腦上見到新同學來自不同國籍，並發現他們溝通以英語為主，而我的英文並不好。在網上不能交朋友，今年年初恢復實體上課，我發現自己去了一個異世界，完全溝通不來……」

很明顯，事件的起因是環境轉變，難以適應。但我想知道一些更深層的感受，在幾番引導之下，多諾終於說出來：「這學校經常有演講機會，或者分組討論，都是用英語的。剛才說過，我的英文不好，在演講的前一晚，我很緊張，他們都是外國人，會不會笑我有廣東口音呢？會不會某些字詞我的發音一直不標準而從來不知道？還有的是，當大家知道會由我演講時，他們的臉好像一副『有好戲看』的樣子，讓我深感不安……」

聽過他的自述後，我們都明白了多諾因為轉校，需要接觸一班不同國籍的同學，讓他感到害怕，不敢回校上課。「最初，爸媽以為我只是害羞……」

其實多諾患的社交恐懼症，跟害羞有甚麼不一樣？

首先，社交恐懼症的害怕，是伴隨着一些生理反應，例如會發抖、手震、流汗、說話結巴等等，而焦慮的狀況，必須持續至少六個月或以上，才能算是患病。社交恐懼症害怕的，是一種被人審視的情況，如多諾需要演講的時候，會覺得同學一副有

「有好戲看」的樣子，有時又會覺得：「如果我表現不好，將來分組做習作時，會否沒有人想跟我同一組？」；即使是跟同學閒談，也害怕自己說的一字一句會成為笑柄：「我的英文不好，會不會有一些文法上的錯誤，被他們取笑？」多諾害怕犯錯，即使在旁人眼中那不算錯誤，甚至是很微小的事，但他就是害怕會因此而留下不好的印象，惹同學討厭，又或會遭到同學侮辱。

「有沒有跟他們搭訕？沒有……」社交恐懼症的其中一個特點，就是有一份預見性，他們不一定真的遭受到別人的奇異目光，而是在事情發生之前，會自行在腦海中不斷的預演，一路想着想着，就越來越害怕。有些人像多諾，預見難受的情況就主動逃避；也有些人帶着強烈的焦慮去忍受，但兩者都需要接受治療才能康復。

多諾在學校都不說話，反而惹來老師的關注。他又擔心老師會不喜歡他，因此漸漸的，他就害怕上學。之後放暑假時，多諾以為能舒一口氣，但他也料不到，原來自己連走在街上都沒有了勇氣。「我覺得街道上的人都用奇異的目光看着我。我的穿着是否有問題？」

「何醫生，我見了多諾，感覺不錯啊。」心理專家懷特致電給我：「至少願意主動跟我談一些感受了，見面的時候感覺也輕

鬆多了，妳真的有辦法啊。」當我了解多諾的情況後，給多諾
處方適量的藥物，至於心理輔導的部分，就交回懷特負責。

治療了兩個多月後，多諾仍然害怕上學。不過，在家人陪同下，
他已經可以很自在地逛街了；可是說到要上學時，他仍然感到
想嘔吐，按他的話就是「想起學校門口就想嘔了」。幸好，多
諾不抗拒班主任，願意每天跟班主任視訊半小時，班主任也有
他的辦法，他每天請一位同學來跟多諾用視訊打招呼和聊天，
希望讓多諾感覺到同學們都很友善和很關心他。

班主任說，多諾在視訊裏最初還是有點不自然，但最近也開始
主動問同學一些問題。老師提議，可否請多諾參加學校的聖誕
聯歡會？但我覺得，患了社交恐懼症的人，就是最害怕這些大
型聚會，雖然聯歡會的氣氛輕鬆，但多諾第一次回校上課，很
容易成為所有同學的焦點，像是把聚光燈打在他身上一樣，反
而會弄巧反拙。所以我提議，如果他願意回校，請他跟個別同
學進行小組學習，讓他慢慢適應群體生活。

根據經驗，再過三至四個月，多諾應該可以正常回校上課了。
多諾的恢復，除了因為得到專業的治療外，最重要的是身邊的
人也一直努力幫助他，而他自己也拿出一份勇氣，一步一步克
服自己的困難。

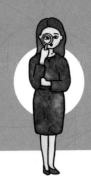

社交恐懼症

Social Anxiety Disorder, SAD

社交恐懼症是恐懼症的一種，患者會對社交場合以及與人對話感到不適應和害怕，患者的恐懼症狀包括緊張、心跳加速、臉紅、肌肉顫抖，甚至會有恐慌的情況。社交恐懼症可以分為兩類，第一種是在社交場合與他人互動時感到極度不安，另一種則是在特殊情況下才會產生焦慮症狀，例如表演。

DSM-5 診斷標準：

A.　對一個或多個可能受到他人審視的社交場合表現出明顯的恐懼或焦慮。示例包括社交互動（例如：進行對話、會見陌生人）、被觀察（例如：進食或飲水）以及在他人面前表演（例如：發表演講）。兒童則必須表現於與同輩的互動，而非與成年人的交往。

B.　患者害怕自己的言行會遭到負面評價。

C.　社交場合幾乎是引起恐懼或焦慮的原因。（兒童會表現為哭泣、發脾氣、依戀他人、害怕在社交活動說話）。

D.　會主動迴避社交場合，或持續忍受社交場合。

E.　這份恐懼或焦慮，與社交活動的潛在威脅不成比例。

F.　恐懼、焦慮或迴避會持續六個月或更長時間。

G.　這份恐懼、焦慮或迴避，會導致顯著的痛苦，影響社交、工作或其他重要範疇。

害羞不等同社交恐懼症，只是常見的人格特質，本身不是病理性的。然而，當在工作上和其他重要場合上有顯著的負面影響時，就應考慮視為社交恐懼症。

驚恐症

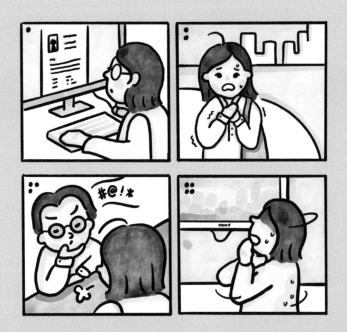

xx-xx-20xx

●●某天詠嫻正在家中看 Netflix。「反正不打算找工作,這時間用來煲劇就最好。」詠嫻憶起父母前兩天追問她找工作的情況,她滿腔怨氣,卻又不能發作⋯⋯詠嫻今年二十二歲,大學畢業了幾個月,一直都找不到工作,雖然幾乎隔天就有面試,但不是自己發揮得不好,就是遇上一些吹毛求疵、讓人渾身不舒服的人事部員工,而且還⋯⋯「算了,算了,不要再想,看電視,看電視!」詠嫻在心裏對自己說。

電視的劇情有否進入腦海,詠嫻不知道。但她最意料不及的,是接下來兩秒之後發生的事。真的,兩秒前,兩秒後,她的世界完全不一樣⋯⋯

「痛⋯⋯」詠嫻突然感到氣喘,頸項像被人捏住一樣、呼吸困難、背上冒出冷汗、雙手顫抖,身體彷彿失了控一樣,這突如其來的奇怪行為驚動了正在廚房煮菜的母親,母親跑出來,見狀況不對勁,立即撥電話報警,但救護員來到時,詠嫻已經回復平靜。

原本,詠嫻不想到醫院,但在母親不斷催促和勸說下,她終於乖乖上了救護車,到了附近的醫院急症室。

「這應該个是第一次發作吧。」急症室醫生聽了詠嫻和她母親描述病況,作出這個判斷。詠嫻點頭,然後說:「大約七、八次了,可能有九次,忘記了,數不到。」

「是有甚麼不開心嗎?」因為母親在旁邊,詠嫻默不作聲,但腦海裏想起一些見工的片段……

「妳患的是『驚恐症』,症狀突然而來,突然而去,不正視的話,會影響日常生活。我建議你們找一個精神科醫生醫治。」

於是,詠嫻來到我的診所,對於患上驚恐症,她開始自白:

「第一次發作,大約四個月前吧。應該是第五次見工的時候。我覺得這個病跟見工有關。大學畢業之後,我寄了許多求職信,開始有一點回音,但求職看來並不是一件容易的事,看到前前後後都坐滿應徵者,職位卻只有一個,就覺得自己何德何能可以脫穎而出?但更意想不到的,是部分負責招聘的人事部員工,他們總喜歡朝着我的弱點攻擊:你一點工作經驗都沒有,如何能勝任?我們要通宵工作,妳『丟挑鬼命』,能做得來嗎?更甚的是人身攻擊——叫我站起來轉個圈,然後對我說:我們只請有氣質的美女,妳『過主』啦……漸漸地,我也不想見工了。

「往後，我越來越害怕見工。到第五次見工時，才剛走到那棟大廈，身體就突然有些奇怪的感覺，雙手不停的顫抖，感到氣喘，呼吸不來……但定下神來之後，又甚麼事都沒有發生。我如常地見工，這次的人事部人員嘴臉比較溫和，但最終也沒有聘請我就是了。如是者，之後也發作了幾次，大部分都是在見工的途中發作，有時在巴士上，有時像第一次一樣在大廈門外，記得當中只有一次是不在見工的時候發生。

「不過之後有一次，很丟臉的，我也沒有跟爸媽說，所以沒有人知道。我在見工的時候發作了！正確點來說，是在等候室等待的時候，那次我還有點暈，想嘔吐，嚇壞了其他應徵者，最後那間公司還替我叫了救護車……當然，他們也不會請我了。」

「當時我就知道，我是因為害怕見工才患上這個病。」詠嫻說：「雖然不是每一次見工都會碰上這種情況，但我有一個想法，只要不見工，我就會沒事了。」

這是大約兩個月前的事，詠嫻放棄找工作，剛開始那幾天，她感到身心都舒暢多了，可是到了第四天，正當她開心逛街的時候，突然又病發起來。

「我很驚慌，不是放棄找工作就會沒事了嗎？可能需要一段時間適應吧，可是在之後的一個月，不時也會發作，我很害怕在街上病發，擔心會嚇怕其他路人，所以我決定躲在家中看電

視。」可是,她現在知道了,即使躲在家中看電視,驚恐症也是有機會病發的。

———

詠嫻一直以為,驚恐症是伴隨着某種原因(害怕見工)才病發的,所以她的應對是不再見工,企圖藉此把「病源」去掉。撇開她根本沒有可能永遠不見工(也有其他病人是無法躲開其病源,例如有些居住在離島的病人害怕搭船),其實驚恐症的發作未必一定跟病源有關,更多的是由於害怕會發作而感到焦慮,但卻反而成了發作的催化劑。

她來見醫生是對的,而且算是來得比較遲,如果在剛開始出現病徵時便立即前往求醫的話,應該可以避免及後多次的驚恐症「發作」。

驚恐症所謂的「發作」,學名名為「恐慌突襲」(Panic Attack),「恐慌突襲」的症狀包括以下十三個:一、心跳加速;二、流汗;三、身體感到顫抖;四、氣喘;五、有一種被人箍頸的感覺;六、胸口不舒服;七、肚脹及想嘔;八、頭暈;九、冒冷汗;十、手腳麻痺;十一、覺得自己離開了身體;十二、覺得控制不了自己;十三、想尋死。

詠嫻的情況是,擔心這種「恐慌突襲」會突然出現,於是採取了消極的人生態度,不去找工作;其實真正的解決辦法,是要

去看醫生，才能藥到病除。就着她的情況，我開了一些醫治驚恐症的藥，也給了她一些鎮靜劑。為甚麼會用鎮靜劑呢？因為在剛服食完驚恐症藥物但藥效還未發揮作用之時，如遇上突然發作的話，她也可以立即服鎮靜劑以解燃眉之急——其實，驚恐症來得快去得也快，在鎮靜劑的藥效出現之前，「恐慌突襲」往往就已經消失了；所以，鎮靜劑亦可以用來作為病人在心理上的依靠，他們會覺得只要有鎮靜劑，發作時都會有「解藥」，以此來驅走日常害怕發作的焦慮；也有些病人，會在出席重要場合前先行服鎮靜劑。當然，我會千叮萬囑病人們在十分必要時才服用，因為鎮靜劑是會上癮的。

詠嫻服了藥物九個月之後，情況漸漸好轉起來。兩個月前，她重新找工作，雖然仍然屢次碰壁，但至少沒有了「恐慌突襲」，見工的表現也一次比一次好。最近一次見面，她告訴我，她已經找到第一份工作了。

我估計，詠嫻多服三個月藥就可以完全康復了。所以說，有病，還是要看醫生，這才是最好的治療途徑。

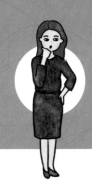

驚恐症
Panic Disorder

驚恐症的特徵為沒有預兆地一再出現「恐慌突襲」，「恐慌突襲」的症狀會在幾分鐘內達到最高峰的強度。患者可能會對「恐慌突襲」有着揮之不去的復發憂慮，並試圖避開過去曾發生過「恐慌突襲」的地方。

DSM-5 診斷標準：

A. 患者會突然出現不可預期的驚慌，感到強烈的害怕與不安，並在幾分鐘內達到最嚴重的程度，會出現以下十三種症狀（「恐慌突襲」）中的至少四種（這種突然發生的驚慌，可以出現在平靜或焦慮的狀態。）：

1. 心悸、心臟怦怦直跳或心跳加快。
2. 大量冒汗。
3. 顫慄發抖或虛弱無力。
4. 感覺呼吸困難或窒息感。
5. 哽塞感。
6. 胸悶或胸痛不適。
7. 噁心或腹部不適。
8. 頭暈不穩的感覺或暈厥。

9. 失去現實感（覺得身邊的一切都不真實）或失去自我感（自己好像與身體脫離）。

10. 害怕自己即將失去控制或即將發狂。

11. 害怕即將死去。

12. 感覺異常（指尖、嘴部或身體部位發麻或有刺痛感）。

13. 覺得身體冷或發熱。

B. 在至少一次發作之後，出現下列症狀的其中一至兩種，且持續一個月甚至更長時間：

1. 持續擔心再次復發。

2. 在與驚恐症發作的相關行為上，出現不良的變化。

驚恐症患者在一生之中的任何階段皆有可能發病，但大多會於青春期或青年前期，孩童或老年階段相對較少機會發生，當中又以女性的患病風險較男性高。

廣場恐懼症

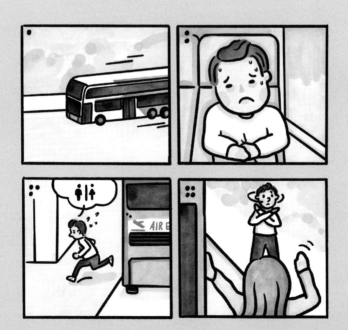

「我患了廣場恐懼症？」小宇十分驚訝，問：「不是困在一個密室感到驚慌才是廣場恐懼症嗎？我看電視劇都是這樣的。」

「可是現實比電視劇劇情複雜得多呢。」我淡淡的回應。會發現小宇患有廣場恐懼症，是始於大約半年前的一件事：

二十九歲的小宇，跟二十七歲的小萱結婚五年，育有一個四歲的孩子小浩。就在某一個風和日麗的星期日，他們打算到迪士尼樂園玩，可是一大清早，家裏的氣氛完全不像即將要到樂園遊玩的幸福家庭——小孩的哭聲、父母的爭吵，讓空氣凝結得比冰更冷。

「你強迫小浩大便是沒有用的，他昨晚已經大便過了，今早沒有就是沒有。」小萱沒好氣的坐在梳化上說道。

「一會兒去迪士尼樂園，要坐長途巴士，超過一個小時的，如果小浩在途中要大便，怎麼辦？要他在車上解決嗎？還是在高速公路下車？」小宇說着，一手捉着小浩，想拉他到洗手間，小萱站起來欲分開兩人的手，小浩則繼續哭喊。

「每次都是這樣,只要去遠一點的地方就要迫全家都大便好了才能出門口。你自己有在早上大便的習慣是你自己的事,為甚麼要迫我和迫一個四歲的小朋友?」小萱越吵越大聲。

小宇對此則不斷重覆,坐長途車時遇上要大便的情況會很麻煩等問題。吵了半天,大家都沒有心情去迪士尼樂園了,於是便帶小浩到附近的公園玩。小萱十分納悶,她覺得丈夫有一點精神病,那是強迫症嗎?迫一個小孩非去大便不可……她找朋友幫忙介紹精神科醫生,一個星期後便來到我的診所。

豈料連她也感到很訝異,因為小宇患的是廣場恐懼症。

「問題不單在於大便,而是如果沒有大便就出門了,會發生甚麼事?」我這樣問小宇。

「沒有大便就出門,有可能在車上『瀨』啊。」小宇認真地說着,眉宇間流露出他的擔憂。

「那麼,你怎樣知道大便已經完成了?有沒有擔心過即使早上上了洗手間,還是有機會在巴士上,可能肚痛,可能……」我還沒有問,他的妻子小萱就連珠炮發起來。

「所以,我上班時會坐港鐵,萬一有甚麼事,很快就到下一個

站，可以落車。」

「你害怕搭巴士？」

「對，如果不是因為可以方便照顧兒子，我根本不會考慮坐巴士去迪士尼，坐港鐵會比較安心。」

「還有甚麼環境會令你產生這種可能無法如廁的情況？」

小宇幾乎沒有細想就回答：「我不喜歡一個人排隊，如果中間要去洗手間，就要回到隊尾了。所以我也不喜歡逛年宵市場那種很迫的地方，那裏雖然有流動廁所，但逛年宵的人太多，而且地方那麼大，也並非一時三刻就可以走近的。」

抽絲剝繭之後，就會發現小宇害怕的是搭巴士、排隊和到多人的地方等等。而他的害怕已經到了一個不合常理的地步，除了會避免到以上場所外，還會迫身邊的人遵照他的做法。

其實，廣場恐懼症的不安、恐懼，會出現在五個地方：

一、搭公共交通工具時；

二、在一些空曠的地方，如停車場、很大的超級市場（通常是外國的超市，因為香港的超市比較小型）；

三、不能輕易離開的室內地方，如戲院；

四、排隊時，或很多人的地方；

五、一個人但並不是在自己家的時候。

以上所列出的地方，其實都幾乎包含了所有可以到達的場所。問題是，為甚麼會害怕到這些地方呢？原因是：不能立即離開。坐公共交通工具比較容易理解；但空曠的地方，看上去根本不是一個密室啊，而且還很大很廣闊，只是當我們想深一層，就會發現其實越大的地方，才越難離開！就如置身在沙漠的中央一樣，無路可逃。到戲院、排隊也是一樣，電影還未完結就離開、中途離開隊伍，都會有相應的代價，例如會看漏了一些電影劇情，或者買不到要買的東西，這些都是另一種形式的「被困」。

當患者置身於以上地方，甚至只是想像自己正置身在以上地方時，就會出現感到呼吸困難、心跳加快、出汗等症狀，有些人會明白自己的擔憂是過分的，但卻控制不了，形成焦慮、痛苦，以至影響日常生活。

小宇似乎不知道自己的恐懼超出常理，他以為只要好好大便就能安心出門，但其實是沒有解決到問題的。那麼接下來就要治療他的廣場恐懼症了。

「大約是一年前的事。」小宇開始自白:「有一次,我搭巴士由上水到機場,原本是可以搭港鐵的,但我想在車上小睡一會,那就選擇搭巴士。怎料,當巴士駛上了高速公路後,我突然感到很劇烈的肚痛!這種痛很誇張,真的是不大便不成的程度,但巴士才剛上了青嶼幹線,怎能停車?我只好一直忍、一直忍,痛得整個人都彎下身來,全身冒上冷汗,這是我第一次感受到甚麼是度日如年。好不容易才捱到機場,我還要跑到很遠的地方才找到公廁……」

雖然小宇沒有出醜於人前,但這次的經歷已經讓他蒙上了陰影。他不單害怕乘搭長途的交通工具,而且在決定做每一件事前,都會先考慮該選擇能否令自己「方便」。所以他必定大便完畢才上班,選擇隨時可以下車的港鐵多於不能隨時下車的巴士。但由於要照顧兒子,讓兒子能夠在長途車程中好好休息,他才會迫不得已選擇巴士,但卻強迫兒子也跟自己一樣大便好才出發,結果就惹來全家人的不愉快。

了解過事情的始末之後,我決定給他處方一些藥物,以及介紹心理專家,讓他做心理治療。

大約半年之後,小萱陪小宇來覆診,我見到他們稍為輕鬆的交流,以及偶爾露出的笑容,便覺得小宇距離完全康復已經不遠了。

「當我知道他是患了病，就決定用最大的耐心陪伴。」小萱
說。的確，家人的諒解和支持，是患者康復的重要力量。現在，
雖然小宇仍然堅持自己每天早上大便過後才上班，但已經沒有
迫兒子跟他一樣，而且他們剛剛才去過迪士尼樂園，搭巴士往
返，度過了快樂的一個周末。

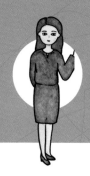

廣場恐懼症
Claustrophobia

廣場恐懼症，指在特定的五個情況中感到焦慮（見下表），這五個情況的共通點，是難以逃離，或難以找人協助，讓患者感到不安。最嚴重的情況是，患者把自己完全困在家，足不出戶，三餐都要依賴他人接濟。

DSM-5 診斷標準：

A. 對下列五種情況中的其中兩種感到焦慮：

1. 乘坐公共交通工具如汽車、火車、輪船、飛機。

2. 處於開放的空間如停車場、市集。

3. 處於密閉的空間如商店、劇院或電影院。

4. 排隊或身處擁擠的人群之中。

5. 獨自離家。

B. 患者感到恐懼或想逃避置身於以上情況，是因為害怕一旦出現驚恐症狀或一些窘態如摔倒、失禁時，難以逃離或得不到幫助。

C. 廣場恐懼的情況，幾乎觸發害怕和焦慮。

D.　主動迴避廣場恐懼，需要人陪伴，或迫不得已時帶着強烈的不安而忍受着。

E.　這種害怕和焦慮，與實際可能遇上的危險不相稱。

F.　這種害怕、焦慮、迴避，至少持續六個月。

G.　患者因此而感到痛苦，從而影響社交、工作或其他重要事情。

廣泛性焦慮症

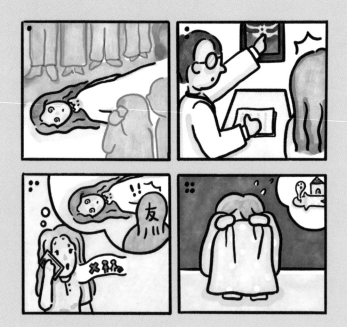

●●繁華街道的早上，熙來攘往的人群，在一瞬間停了下來。因為有個女子突然倒下了，人們急忙用自己的方法幫忙，有人扶她坐下，也有人報警。救護車在十分鐘後趕至，女子已經醒過來，但聽從旁人的勸告，到醫院做一個詳細檢查。

女子名為卓敏，三十二歲，她到達醫院之後，已經完全清醒，醫生認為，她只是有點低血壓，而那天早上，她因為睡過頭，在沒有吃早餐的情況下就上班去。

可是，卓敏還是擔心身體是否有其他毛病，所以一個月後她到私家醫院做了一個全身檢查，報告結果顯示身體一切正常。

身體檢查的報告仍然未能釋除卓敏的疑慮。「萬一我再暈倒在街上，那怎麼辦？」那天，她在暈了一會後就醒來了，見到全世界的目光都集中在自己身上，她感到很尷尬，恨不得找個洞鑽進去。「噢，下星期約了瑪姬行街吃飯，必須取消，我不想在瑪姬面前暈倒。」想着想着，她打了信息給瑪姬，瑪姬是她自中學開始相熟的好同學。

「可是，如果我在家中暈倒，而我又沒有及時醒轉，那豈不是

沒有人救我了？」卓敏的家人都在加拿大，只有她一個人在香港生活。坐在空無一人的客廳，她感到無助。「如果有個伴侶多好？我已經三十二歲了，一直都找不到對象，某一天在這裏死去，都沒有人知道，多可憐！」想着想着，她便哭了起來⋯⋯

自此之後，她每一天都要花很多時間和勇氣才能出門口上班。她無時無刻都覺得自己暈暈的，害怕一走到街上就會暈了過去，這種恐懼，有時更令她整個人都全身顫抖。

這一天，卓敏如常坐在辦公室。距離上次暈倒已經過了半年，她這半年來很辛苦，工作時亦難以集中。雖然卓敏的是文書職位，只需要坐在辦公桌前，不用跑來跑去，但靜下來時她就會想：「如果我坐在這裏都暈倒了，那怎麼辦？老闆和同事會怎樣看我？老闆會否害怕我再一次暈倒，而決定把我辭退？沒有了工作，把積蓄都花光了，我能怎樣？就此餓死嗎？」

而她再進一步思考，如果一個人在家，沒有人發現她暈倒，那豈不是沒有人救自己？她考慮過後，在洗澡的時候把家裏的大門打開一點點，若果自己暈倒了其他人也可以衝進來救自己。但轉念一想，其他人根本不會知道自己暈了過去啊。有一天，她發現了平安鐘這個機構。「不如在家安裝平安鐘，有事的時候可以立即求救！」其實平安鐘是特別為長者而設的，三十幾

歲就去安裝平安鐘，是否有點兒奇怪？

晚上，她到住處樓下的茶餐廳買外賣。她每天都會買外賣，跟老闆娘混得很熟。她突然想起，就跟老闆娘說：「如果有一天，我沒來買外賣了，請替我報警，我可能在家暈倒了！」茶餐廳老闆娘覺得她有點問題，幾經勸說，卓敏終於願意找精神科醫生，即是我，替她做檢查。檢查之後發現，她患的是「廣泛性焦慮症」。

廣泛性焦慮症，意指一個人，在六個月內，每日大部分時間都在擔心這，擔心那，甚麼都擔心，而這種擔心，是控制不了的、超越了對該事物應該擔心的程度。患者會坐立不安、常常覺得疲倦、難以集中精神、情緒不穩、肌肉繃緊、睡得不好等。至於為甚麼要擔心，往往都會有一個觸發點的，每件個案都不一樣，而卓敏的個案，就由她在街上暈倒開始。

「我真的害怕。」問診時，她顯得緊張不已：「要知道，上次都是在毫無預警下就暈倒了，難保下一次也會這樣。所以要做足萬全的準備，在家暈倒時要有人來救我，也要有十足的心理準備。」但她的所謂心理準備，其實是心理壓力，只會令她越來越緊張，最終病了，也不自知。

接下來我就分析她的情況，坐立不安發生在每次出門口前的無助，她害怕，害怕會在街上再一次暈倒，而這種害怕是沒有根據的。然後，她在工作上難以集中精神，是由害怕暈倒開始，

她越想越多，甚至想到會被老闆解僱，那實在想得太遠，但她就是控制不了自己。

至於情緒不穩方面，據卓敏告訴我，當她告訴其他人自己的害怕時，其他人都會表示她過分擔心，她聽到後就會感到「好忟」，而這種「好忟」，並非她以往經常有的情緒。另外，她的肌肉繃緊症狀並不算太嚴重，可是她身體所表現的狀態總是很緊張。不過她說沒有睡得不好的問題，但憑着上述情況也足以判斷，她是患上廣泛性焦慮症。

這種廣泛性焦慮症，大多在女性身上發病（不代表男性沒有，只是較少），通常在三十歲前後，患者本身擁有較敏感的體質，日常較多憂慮，一般都能維持在正常的水平，不過在病發的六個月內，這份擔憂會比以往更明顯，作為患者的家人和朋友，是很容易會察覺出來的。

「醫生，那我現在應該怎麼辦？」似乎，經過我的解釋後，卓敏也承認這是一個病了，或許，她也不介意，如果有機會的話，嘗試治療這一份擔憂。

跟大部分焦慮症一樣，廣泛性焦慮症的治療方法是雙管齊下：用藥和推介一位心理專家做專業的治療。卓敏很乖，她依循我的步驟，醫治了大半年。

「何醫生,我上星期又差點暈倒在街頭了。」第一次用藥之後的大半年,在一次覆診中,卓敏這樣說,面上帶點苦笑。

「為甚麼會暈的?有看醫生嗎?」

「有看醫生。」卓敏說:「醫生說我工作過勞,每天都不吃早餐就上班,血糖太低了。唉,我明明在口袋裏放着糖果的,但也來不及吃。」

「那妳擔心會再暈倒嗎?」作為精神科醫生,還是更關注她的廣泛性焦慮症。畢竟她的「暈」,會有家庭醫生照料。

「擔心的。」卓敏說:「不過,之後每天吃過早餐才上班,作息定時一些,應該就沒甚麼大礙了。」

聽到卓敏的回應,我想她已大致康復了。她沒有想太多,也沒有因為再次暈倒而產生過度的擔心——正常的擔心還是需要的,而她改變生活習慣去配合、積極應對,才是面對疾病的正確做法。

我讓她多服一個療程的藥物,確定她已經康復,之後就沒有再見過她了。

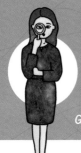

・精神科疾病小知識・

廣泛性焦慮症

Generalized Anxiety Disorder, GAD

廣泛性焦慮症是最常見的一種焦慮症，與之前提及過的分離焦慮症不同，廣泛性焦慮症患者感到的焦慮並沒有特定情景或對象；廣泛性焦慮症患者會經常感到過分緊張、擔心和憂慮，並認為自己的擔心不可控制，也會為了生活上的瑣碎事而持續處於焦慮狀態。廣泛性焦慮症一般是由過度的擔憂所引起，當中，女性的發病率是男性的兩倍。

DSM-5 診斷標準：

A. 在六個月內大多數日子，對一些事件或活動（如工作或學校表現）過度焦慮和擔心。

B. 患者發現很難控制憂慮。

C. 焦慮和擔心的情況與以下六種症狀中的三種或更多有關（在過去六個月中至少有一些症狀出現的天數多於未出現的）：

1. 不安和持續感到煩躁。

2. 易怒。

3. 難以集中注意力。

4. 經常感到疲倦。

5. 睡眠障礙，特別是難以入睡。

6. 生理病徵，尤其是肌肉繃緊、明顯快而強的心跳（心悸）、出汗過多、嘔心、腹瀉和發抖。

D. 這份焦慮和擔憂並非因為患者患上其他焦慮症如恐慌症、社交恐懼症、強迫症、分離焦慮症、神經性厭食症等，亦不是創傷後遺症的症狀。

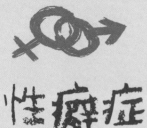

性癖症

今天早上，有點塞車，幸好仍然準時回到辦公室，剛好第一個病人打電話來說會遲到十五分鐘，所以我尚能有一段短時間預備今天的工作。我打開日程表，看看今天有哪些病人，一看之下，差點失聲地說：「為甚麼都是 Paraphilic Disorder？」

在我的病人之中，有部分可歸類為 Paraphilic Disorder，中文是「性癖症」，具體而言是偷窺狂、露體狂、非禮、施虐和受虐、戀童、戀物、易服等等。這類病人一般不是普通精神科問題，而是犯了案，來找我替他寫精神健康報告，供法庭參考。我是法醫精神科醫生，這是我的基本工作範圍。

人們都以為我一定會為他們寫一份患了病的報告。其實我會先看病，診斷患病後，才會寫一份「有病」的精神健康報告。而事實上，為數不少的人，根本沒有病。「性癖」，跟「嗜好」，有一條明顯的楚河

漢界，比如有人喜歡小女生，不代表就是戀童癖；有人喜歡穿絲襪的女人，不代表就是戀物癖。偷窺、露體，犯了這些事，都不代表一定有精神病。

那麼，「性癖」跟「嗜好」的界線在哪裏？接下來，我會用數個個案，去分析這個問題。

簡單而言，有兩點：第一，對這種「嗜好」，有否抱有羞恥感和罪惡感，導致情緒失落或影響人際關係；第二，這種「嗜好」，有否涉及傷害自己或他人的性滿足，如果有，就是「性癖」。如果不符合這兩點，那就只是一種性傾向，不是一種病，也不能說是一種病態。

對於這條界線，精神科醫生有專業的判斷和把握，想騙倒我們可不是那麼容易的。

偷窺

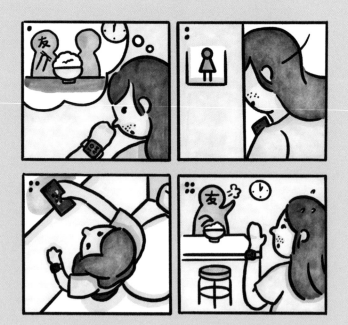

⬤ 前言說到，我一天內的所有病人，都剛巧是患了「性癖症」（Paraphilic Disorder）的。其實他們都有犯案的嫌疑，在保釋的時候，辯護律師都希望找位法醫精神科醫生替他寫一份精神健康報告，證實他犯案的時候處於精神病發作——這屬於辯護律師的立場，但我們法醫精神科是中立的，會替病人診斷，精神健康報告也會如實寫出診斷結果，有病就有，沒病就沒有。

第一位進來的是阿成，二十六歲的他，已經是第二次覆診了，經過今天，我應該可以寫出這份報告。阿成被控遊蕩罪，而他的行為是偷窺：他在某商場的女洗手間廁格內當場被捕。每次遇上這類案件，我都感到奇怪，為甚麼男士可以成功走進女洗手間，但見到阿成的樣貌，我就有種恍然大悟的感覺：他留有一把「黑長直」頭髮，頭髮的柔順簡直讓我既妒忌又羨慕，只要戴上口罩，走進女洗手間，是易如反掌的事。

綜合他所提供的資料，阿成走進廁格之後，會站在廁板上，從上方偷窺隔壁女士如廁的情況。他說已經不是第一次犯案了，

只是這是第一次被捕。被捕的原因是因為他在偷窺的時候不慎咳了一聲，雖然他已經立即停止了偷窺，但受害女士感到不妥，立即呼叫，外面的其他女士幫忙報警，阿成無處可逃，在廁格被捕。

有好些人認為在女洗手間偷窺的都是「變態」、有性癖症，其實不然。有些人純粹因為奇怪的性趣而犯罪，那就是一宗普通的罪行，不是精神病的問題。是性趣還是性癖，關鍵在於病人對自己這個行為，有否感到困擾。那阿成屬於哪一類呢？經過兩次問診，我心裏已有了答案，這次只想再次確認一下。阿成坐在我對面，垂着頭，我決定請他再說一次偷窺時的感覺。

「第一次偷窺，是無意的。」阿成說起他的偷窺歷史：「大概去年，表姐因為家庭問題來我家小住一星期，有一天半夜，她夜歸，洗澡時沒關上門，我在外面都看到了，一邊看，一邊自慰。之後念念不忘，但表姐卻走了。」表姐走了，但阿成的慾望卻被燃起了，家裏沒人可以偷窺，怎麼辦？他想到公共地方的廁所。

於是，他嘗試走進商場的洗手間，情況比想像中順利，因為他喜歡搖滾樂，留了一把長髮，想不到長髮能在這個地方大派用場。他會選擇人流不多的時候入手，由於平日要上班，他會

在星期六日的早上偷入商場的洗手間，躲在廁格之中，有時，他會在廁格的上方和下方偷看，有時會拍照，回家看着相片自慰。隨着偷窺的次數增加，他似乎越來越感到不滿足，逗留在廁格偷窺彷彿比任何事都重要，甚至因此在接下來的正常社交活動中遲到、失約。他的心態也由最初純粹覺得興奮，到後來漸漸地感到困擾。

「有一次，我約了朋友中午十二點吃午飯。我十點到了洗手間，預算十一點半要離開，但我卻不肯走，一直期待下一個進入洗手間的女人。最後，我一點才趕赴飯局，難看死了。」自此之後，阿成都刻意選中午時分約朋友吃飯，希望減少在洗手間逗留的時間，但每次都經歷他自稱「比死更難受」的掙扎，最後終於妥協，不再約朋友中午飯局。

「這太難看了，我不想被這種興趣支配。」阿成懊惱。可是，他控制不了自己，一直躲在廁格之中，而令他更困擾的是，有一次他差點被逮到。

「那次是在一個運動場的公廁，我離開時剛好給門外的一個男人喝停！他問我是不是進入了女廁，我說只是入錯了，但他不相信，要我給他看手機，否則報警。我當下十分慌亂，但不知哪裏來的勇氣，大叫一聲『你黐線的』就轉身離去。幸好那男的也沒有追過來，我也不知是甚麼原因。」

這次事件為阿成帶來很大的打擊，同時覺得自己十分幸運，如果那男子堅持不放，後果就不堪設想了，阿成是大公司的中層人員，明明有美好的前途正等着他，怎能因為這點奇怪的事而斷送前程？所以他決定停止這情況。

「可是……」阿成嘆息一聲。其實，如果遇上這種狀況，應該去找精神科醫生求助的，許多人以為靠自己的意志力，就可以改變現狀，但這是一種病，難道傷風感冒是可以靠意志力痊癒的嗎？既然傷風感冒不可以，那麼，「性癖症」也不可以。

「大約有一個月，我停止了偷窺。」阿成說：「每當星期六來到，我會上網，看一些偷窺的片段。最初的一兩個星期還可以控制自己的想法，但越是看到那些偷窺的片段，我就越想去做，到了第三個星期，我跑到街上在商場女洗手間門口掙扎，第四星期已經放棄了，又走進了女洗手間。」

阿成說完，嘆了一口氣。之後，他忍受不了，曾去看醫生，醫生給了他一些心理輔導，情況初步受控之後，他就沒有再覆診，結果那股心癮又來了。

「是心癮，其實那種性趣幾乎都沒有了，偷窺的時候也沒有自慰，只是純粹想看，想做這個行為。」除此之外，我發現在阿成被捕前的最後三個月，他出現了一些抑鬱症的症狀。

他明顯是有性癖症的偷窺，即使沒有性慾，都停不了。這個病

是沒有藥物醫治的，主要是靠心理專家的輔導，至於抑鬱症則要用血清素再攝取抑制劑（SSRI）。

我在他的報告中，寫了他是因為患了性癖症才犯案的。不過最後法官是如何判罪我就不太清楚了，希望我的治療方法能夠幫助他，畢竟他自己的內心也十分痛苦。

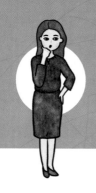

偷窺
Voyeurism

偷窺是性癖症的其中一個分支。偷窺是最常見的可能違法行為，但其患病率仍未可知。偷窺患者多為男性，女患者非常罕見。

DSM-5 診斷標準：

A. 患者在至少六個月以上，反覆藉由偷窺一個毫不知情的他人的裸體、脫衣或性行為，從而引起性興奮、性幻想和性行為。

B. 患者因此而感到痛苦，從而影響社交、工作或其他重要事情。

C. 患者年滿十八歲。（為了降低將青春期少年性興趣病理化的風險，所以定為十八歲）

所謂「反覆」偷窺，被解釋為在不同場合中三個或三個以上的受害者，但可根據臨床判斷而有例外的情況，不是絕對的原則。

露體癖

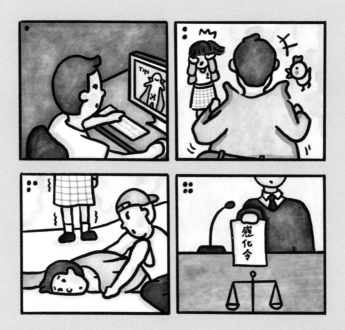

「阿民，你好！」我今天的第二位性癖症病人，就是正坐在我對面、懷疑自己有露體癖的阿民。他是第一次來看病，經由律師轉介。露體癖的個案不多，所以我也正好事先準備了一些資料。

露體癖患者大多是年輕人，約十八至二十歲。但也有中年的露體狂。面前的阿民剛好二十歲，表面上是一個普通的少年，不善辭令，說話比較小聲。他穿着普通運動外衣，不是像電影中那種穿上乾濕褸、內裏真空隨時露出下體的猥瑣男人，甚至他進來說要脫掉外衣，我也不覺得他想暴露甚麼。可以說，在表面上是完全看不出來的。

「談談你的問題。」我嘗試一步一步引導他。

「我常常想暴露自己的身體給陌生人看。」其實我問了很久他才說出這句話。

「常常想，那有沒有試過？」

他點點頭。

「有沒有被人發現？」問完之後，我發覺這個問法有點愚笨，露體狂就是要給人發現啊。但我想他明白我的意思，是指被其他人發現，甚至被捕。

他點一點頭，然後說：「我只試過一次。三個月前，在公園，以為露給一個女學生看，怎料剛好有一班男生行過，他們合力把我捉住。法庭判了我感化令。」有時，法庭也未必需要就每一宗案件都索取精神科報告，像他這個情況就沒有了。但阿民發現自己即使曾經被捕，並留有案底，仍然心思思想多做一次，但如果他再犯便可能要坐監了。由於這個想法對阿民造成非常大的困擾，所以他決定通過律師的幫助，找我幫忙。

接下來，我想知道他為甚麼會喜歡露體。不過，並不是每個人都會有一個明確的起點，但阿民想了一想，就確切地說了出來。

「大概一年前吧。」阿民深呼吸一口氣，說：「我剛剛跟女朋友分手，有一天感到⋯⋯有需要，在房中自慰。以往如果要做這回事，我都會鎖好門，但這次忘記了。就在自慰的中途，家中的外傭姐姐突然開門，她看見我，嚇了一跳，急忙把門關上。但我卻在那一刻感覺到異常的快感，我沒有停止自慰⋯⋯」阿民很勇敢地把私密行為告訴我，為的就是要好好治療。

「這是第一次。之後有甚麼不一樣?」我問。

阿民想一想,然後答:「之後,每逢自慰,我都渴望外傭姐姐再次開門衝進來,所以我都故意不鎖門。對,第一次是無意的,之後都是故意的。而且……」說到這裏,阿民又停了下來,我給他一個鼓勵的眼神之後,他又說:「而且,我開始不關窗簾,我希望鄰居看到我……」

「你知道鄰居在看?」我問。

「不知道。」阿民搖頭。

「外傭姐姐還有再衝進來嗎?」

「沒有。」

「那麼,你喜歡外傭姐姐嗎?」這個問題是關鍵,如果他對外傭姐姐有所企圖,那就未必是露體的問題。

「不喜歡。」阿民答得斬釘截鐵。

阿民不喜歡外傭姐姐,並沒有幻想過跟她發生性行為,卻有讓她看到自己自慰的慾望,可以初步判斷是患了露體的性癖症。

「之後,又發生了甚麼事?」

「之後⋯⋯沒發生甚麼事，但我卻越來越想給人看，給一些陌生人看。我不知道要怎樣做，於是上了一些外國的色情網站，竟然給我看到一些關於露體的群組討論，他們說了很多在街上露體的辦法，我感到⋯⋯很刺激，很想嘗試。」之後阿民說了幾個在戶外露體的方法，恕我在這裏不詳述了。

阿民說的時候，仍然戰戰兢兢，感覺到他正在掙扎。而的確，那份慾望並沒有完全戰勝了理智：「我很想去嘗試，不過沒這個膽子。有許多次在街上都想按照外國網站提供的方法去做，但到最後都懸崖勒馬。回到家後又覺得自己很沒用，問自己為甚麼不去做？露體而已，看到我的那個女生又沒有甚麼損失⋯⋯但另一方面，我又知道這是一件不對的事，被人逮捕的後果很嚴重⋯⋯」阿民在這個狀態下掙扎了四個半月，才決定要實行一次，最後被捕。

露體的性癖症，最大的問題是即使心理有多掙扎，也不會求醫。他們心底覺得，露體跟其他性罪行不一樣，不會傷害到人，但事實並不是這樣。露體也有可能對受害者造成心理創傷。所以，如果覺得控制不了自己的思想，就必須求醫。

「我想醫治，即使曾經被捕，但我仍然有想向他人露體的慾望。」阿民說着，有點徬徨：「我最初不認為要看醫生的，但如果已經被捕了，還留有案底了，我卻仍然心思思想做，那不

是很不正常嗎？」

其實，阿民太遲發現自己的不正常了，應該要在犯案之前就意識到吧。治療的方法也是一貫的，用治療抑鬱症的血清素再攝取抑制劑（SSRI），以及找心理專家輔導。輔導的重點——是心態。一般的露體癖患者都會覺得，他只是向人展示自己的身體而已，相對於強暴、非禮等性罪行，跟受害者說得上完全沒有接觸，也完全沒有侵犯過別人，是很輕微的犯案，甚至有些人根本不覺得是問題。但這也反映了其實他們缺乏同理心，不懂設身處地站在別人的角度去想，別人不會希望看到你的私處，無論這行為對人有沒有損失，都不代表人家要接受。

不過，看到阿民的苦惱樣子，我更加要觀察他會否患有其他精神病，如抑鬱症等。有些情況似乎不適合放在阿民身上，但會在其他露體癖患者身上出現，例如我曾經看見反社會人格、酗酒、戀童癖等症狀。比如曾經有個案是在童年被性虐待，留下陰影，長大後就有露體的傾向。

他們都是病人，背後都有故事。我的任務是去治療，還他們一個正常人生。阿民之後會怎樣，我不知道，但以我經驗，他康復的機會是樂觀的。

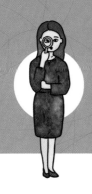

露體癖
Exhibitionism

露體癖是指在陌生人面前無預警地暴露自己生殖器官,以達到性興奮、性幻想和性行為。

DSM-5 診斷標準:

A. 患者在至少六個月以上,通過暴露自己的生殖器官給一個毫不知情的他人,從而引起性興奮、性幻想和性行為。

B. 患者因此而感到痛苦,從而影響社交、工作或其他重要事情。

DSM-5 將露體癖分為三種子類型:對自己有興趣的成年人暴露身體、對青少年或兒童暴露身體,或兩者皆是。如果患者在向兒童暴露身體方面有興趣,有可能同時患上戀童癖。

戀物癖

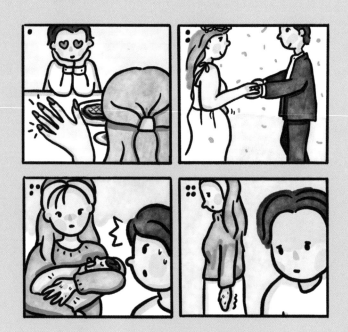

⬤⬤ 吃過午飯，要迎來今天的第三位病人。他叫浩銘，患的是戀物癖（Sexual Fetishism）。

戀物癖，顧名思義，是對無生命的物體或除了性器官以外的人體產生了性興奮。所謂無生命的物體，常見是絲襪、制服、內衣等；性器官以外的人體，戀足、戀胸也很尋常。但亦有些一般人難以接受的，如戀鞋、戀體液、甚至戀排泄物。單純的戀物並非一種病態，但如果病人感到痛苦，或對他的生活（一般是性生活）構成影響，就需要精神科醫生的協助。

這個案的浩銘便是因此而感到苦惱。他戀的是很奇怪的人體部位：手部。記得他第一次來的時候，雙眼一直盯着我的手，我當然還不太為意，直到他說出他的困擾時，才暗暗吃了一驚——其實也沒甚麼好怕，正如我們走在街上看到俊男美女會多望一眼一樣，他喜歡手部，目光自然放在每個人的手部。

浩銘今年二十三歲。在他的成長過程中，他並不覺得自己對手部特別熱愛，直到他在十九歲時交了第一位女朋友，女朋友是一位兼職手部模特兒（又稱手模，hand model），因為女朋友的關係，他在網上看了許多手模的片段，漸漸對女性的雙手

產生興趣，就連在進行性行為的時候，也特意去吻女朋友那雙手。

直到有一天，浩銘的女朋友在廚房不小心燙傷了手部，由於未有適時治理，留下了永久的疤痕，自此之後，浩銘在床上就開始變得不對勁，他突然沒有性趣，即使女朋友主動挑逗，他都興奮不起來。不久之後，女朋友就提出分手。

回想到這裏，浩銘剛好到了。他後來的心路歷程，我想由他自己剖白多一次。

「有一個標準的，一定要細長型的，然後指甲一定要裝扮一下，可以塗純色的手指油，也可以玩美甲彩繪，能做到每天都不一樣的款式就更好了。手部有痣的我都不喜歡。對，這是我擇偶條件之一，我知道是怪怪的，所以不想讓太太知道。」我望向浩銘的手，倒是沒有甚麼裝扮過，他說男孩子跟女孩子不一樣，如果男人做美甲，總感覺怪怪的。

我向浩銘發問有關他與第一任女朋友分手時的情況，他想了想就說到當她的手燙傷後，留下了疤痕，自此他就沒法正常和她發生性行為。「再之後，前女友就鬧分手了。她直認是我滿足不了她。」

浩銘的性功能其實沒有問題，只是他必須以美麗的手為「藥引」。「我喜歡看手部模特兒 Youtuber 的影片，只要看到她們的手在屏幕前晃動，我就感到無比興奮，我會自慰，自慰的時候，一切功能正常。」

跟第一任女朋友分手之後，浩銘在二十一歲時認識了第二位女朋友，也是他現在的妻子。「她的手也很美，比起第一任女朋友更嫩滑、更修長。雖然她不是手模，但也有興趣裝扮手指甲，她知道我喜歡看，所以每天都有不同的打扮。」

浩銘順利跟她發生性行為，更意外地懷有身孕，所以匆匆結婚。

「結婚之後，問題又出現了。」浩銘無奈地說。

「生了孩子之後，她變了，變得不再喜歡美甲。」浩銘說。在婚前每天都會塗上不同顏色的指甲油、甚至做指甲彩繪的妻子消失了，現在的她，不但不會美甲，就連手部護理也沒有再做了。「她說，塗指甲很不方便照顧小孩，亦怕當中的化學物質會影響小孩，又說連睡覺的時間都沒有，怎會有時間塗指甲？」而且，因為做多了家務，妻子的手變得粗糙，已經不是浩銘喜歡的那對手。

「她說的，我都明白。對，她的手部吸引我，但我不只是喜歡她的手，我喜歡她整個人。所以我只是以說笑的方式過問了一

次，也沒有強迫她，我知道她是對的，只是實際上，情況跟第一個女朋友一樣，我再也沒能力跟她做愛。」

夫妻結婚不久，丈夫在床上失去能力，偏偏妻子又是個性格多疑的人，令到生活重心已經轉移到兒子身上的她，開始懷疑丈夫有外遇。

「我不想告訴她我有這樣的問題，我覺得自己像一個變態！希望妳能幫助我。」這是浩銘和我第一次見面時說的。坦白說，他寧願讓妻子懷疑自己不忠，也不願把真相告訴她，並不是一個很好的相處之道。而且，我深信最好的「解藥」，是他的妻子。

━━━━━

這是一個跟一般的戀物癖不一樣的個案，他不是犯了甚麼案子，他是因為自己的癖好而造成困擾。我該如何幫助他？

很多性癖症個案都會使用血清素再攝取抑制劑（SSRI），戀物癖也不例外。但在浩銘的個案中，卻又真的是個例外——有時不能一本通書讀到老，每一個個案都是獨特的，要小心應對。

SSRI 自身帶有壓抑性慾的作用，所以醫治一般因性癖症而犯案的病人，我都會用 SSRI，以減少慾念，再配合心理輔導，使其不會再因為性癖而犯案，偷窺的不再偷窺、露體的不再露

體，至於戀物⋯⋯大部分戀物癖的案例，都是犯了偷竊罪，例
如偷取別人的內褲、胸圍、絲襪之類，對於這類病人，使用
SSRI 的確能讓他們減少犯案。但浩銘沒有犯罪，他喜歡手部，
必須跟一位擁有美麗的手（按他的標準）的主人一起，才能正
常發生性行為。這本身已經是一種性功能障礙，如果再服用
SSRI，不錯，他對手部的性興奮會減少，但整體性慾也同時減
少的話，豈不是沒有解決問題？

所以，我沒有對浩銘用藥，而是轉介他到一位心理專家進行治
療，希望能讓他漸漸對妻子的其他優點感到興趣。後來，經過
兩次心理輔導之後，他再來覆診，情況似乎有少許改善，他說
他開始對臉蛋、胸部、女性的曲線等有點興趣，但仍然喜歡手
部。我提議，如果他能坦白跟妻子溝通，在妻子的幫忙下，問
題應該可以更快解決好。我請他好好考慮，他點一點頭，但臉
上仍然有點迷茫。

希望他早日康復。

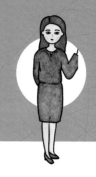

· 精神科疾病小知識 ·

戀物癖

Sexual fetishism

戀物癖是指對無生命物體或性器官以外的身體部位的性執着，但其可代指某些類型的性活動。

DSM-5 診斷標準：

    A.   患者在至少六個月以上，通過使用無生命物體，或高度特定地聚焦於非生殖器的身體部分，從而引起性興奮、性幻想和性行為。

    B.   患者因此而感到痛苦，從而影響社交、工作或其他重要事情。

    C.   戀物的對象，不限於變裝衣物或為達到生殖器刺激而專門製作的器具。

在醫學層面上，單純的戀物並非病態，但當這偏好構成了當事人極大的痛苦或對其生活構成負面影響時，就會被視為精神障礙。大部分的戀物癖患者為男性。

值得參考的是，在一九九二年出版的《國際疾病分類（第十版）》（ICD-10）中，戀物癖被定義為「該些無生命物體成為性滿足的最主要來源，相關慾望強烈至引起極大的痛苦或干擾正常的性生活」，當相關情況持續至少六個月，並引起極大的痛苦或已有相關行動的

條件，就可診斷為患有戀物癖。但到了於二零二二年最新生效的《國際疾病分類（第十一版）》（ICD-11）中，將不會造成重大的傷害或死亡風險的性偏好行為剔除於精神病診斷，因此上述 ICD-10 中關於戀物癖的部分已被移除。但若果患者的戀物伴有明顯的痛苦，而這種痛苦並非由他人影響，或有重大的傷害、死亡風險的情況下，才可以按 ICD-11 的指引下被診斷為涉及自身或自願對象的性慾倒錯障礙。

戀童癖

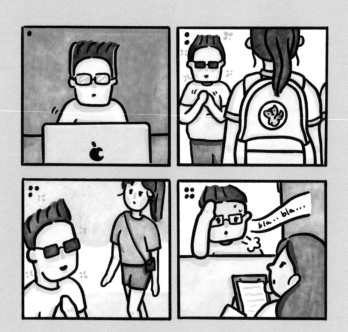

●●「謝謝醫生。」「你出去等一下，我會開藥給你。」當振華離開我的辦公室之後，我回想起他所說的一切，並看看有甚麼藥物可以幫助他。而對他的用藥，是這次最需要慎重思考的。

振華很困擾，但其實他來到我面前的時候，甚麼都沒有付諸行動。

「我很喜歡年輕的小女孩。」振華二十一歲，國字臉，有點胖，說話除了有點尷尬，倒是中氣十足。

「有多年輕？」

「大概……十二三歲吧。未成年的，未成熟的。」振華很擅長表達，他把心裏所想的都準確地描繪出來：「就是胸部剛開始發育，皮膚還很稚嫩。平日穿校服好看，但我也不一定喜歡穿校服的。假日穿那些背心熱褲都很好看……」振華侃侃而談，從眉宇間已能感覺到他的雀躍。他主動提到了只對年紀小的女

生有興趣，而不是制服癖之類。

「你有女朋友嗎？有正常的性行為嗎？」

「我沒有女朋友，所以也沒有性行為。」振華說：「不過我會上網看 AV，會自慰，但只會看一些在網上稱為『幼齒』的類別時才能有性興奮。」

「那麼，對真人的小女孩，也會有性衝動嗎？」當我問到這個問題時，振華突然默不作聲，並嘆了一口氣。過了良久，才點點頭。

「有時候，我有衝動想跟她們作進一步的行動。」他續說：「我很害怕，我怕有一天，自己會對小女孩做點甚麼。我很困擾，我希望在那些事發生之前，能阻止自己。」

振華患的是戀童癖，也叫戀童障礙（Pedophilic Disorder）。他來醫治，是十分正確的決定。

不過，喜歡未成年的女孩子，不一定就是戀童癖。

戀童分為兩種，一種是戀童性傾向（Pedophilic Sexual Orientation），至於另一種就叫作戀童障礙（Pedophilic

Disorder）。前者不是一種病，只是一種喜歡，不帶有任何行動——即使在心底或會對小童有性衝動，但不付諸實行，受到自己、社會道德規範制約的，就不是病態。至於後者就是一種病態，不單喜歡小童、對小童有性衝動，還會做出為社會不容的行為，且一而再，再而三，即使曾經被捕，亦不能阻止其持續進行這個行為。

此外，判別戀童癖有三個標準：一、持續六個月以上對十三歲以下的小孩有性幻想或性衝動；二、因為以上的性衝動驅使那人做出一些不當行為，導致情緒失落或影響人際關係；三、病人最少十六歲，與其幻想或有性衝動的對象最少相差五歲。

「醫生，我沒有做出不當行為啊，那麼我只是戀童性傾向而已，不是戀童障礙，對嗎？而且也不符合三個標準當中的第二點。」

驟眼看來，振華屬於戀童性傾向，他雖然在心底對女孩子有性衝動，但沒有付諸行動。不過，其實他是感到困擾的，當他說到害怕自己「會對小女孩做點甚麼」時，其實已經到達一個臨界點，他想做，只是還不敢做，但不能保證之後不會做，這種困擾本身，就已超越了戀童性傾向而成為了戀童障礙。

所以，他做了對的事，在悲劇發生之前來求醫。

「醫生,該如何醫治?」振華問道,語氣中仍然帶着困惑。

我也有點苦惱呢,因為目前並沒有證據證明,戀童障礙是能夠治癒的;反而有很多個案證明,其實並沒有辦法成功糾正戀童障礙。就像同性戀一樣,現在很多人都接受了同性戀是一種來自基因的取向,那麼,戀童障礙是否也是一種源自基因的取向呢?到目前為止,這仍然是一種爭議。

不過,那也不代表會是一籌莫展的,精神科醫生會着力幫助患者控制自己的行為。

「醫治的方式大致有兩種,一是心理治療,我會想法子提升你的自我控制能力、社會能力和同情心,也會教導你識別和應對潛在的危險情況,以及了解犯案的後果。希望在觀念上改變你,改變你想跟她們發生性行為的看法。另一方面,也會嘗試壓制你對兒童的性興奮。」

「原來如此。」振華說:「可是,如果這樣也醫治不好,那怎麼辦?」

也許是性格關係,振華的想法總是較負面,對任何事情都十分擔心。但我也要告訴他真實的情況:「如果心理治療不成功,我們就要考慮用藥物了。」

「藥物?最嚴重的情況,會是怎樣?」振華緊張地說。

「有否聽過『化學閹割』（Chemical Castration）？這就是最嚴重的了。」

「閹割？」振華聽到後，嚇得面都變青了。

「請放心，化學閹割不是要切掉你的性器官。」為了不致於嚇暈他，我立即作出澄清：「化學閹割的意思，是替你注射荷爾蒙。其中，藥物有兩種類型的，第一種是替病人注射女性荷爾蒙，減低他對性的興趣；第二種是直接使他們失去性能力，這樣，即使病人還是喜歡小孩，也沒有能力性侵犯她們了。」

振華點一點頭，若有所思。

化學閹割聽起來很恐怖，但其實有些戀童障礙患者會主動要求醫生替自己做化學閹割，原因是這類病人對戀童行為抱有羞恥心和罪惡感，並因此感到困擾。相反亦有患者並不認為自己做錯，因此不會選擇這種解決方法。順帶一提，切掉性器官的物理閹割手術在今時今日當然是過時，但仍然有部分國家會採用。

以振華的性格，我想他已經在考慮是否要做化學閹割了，所以我也必須立即跟他說：「你現在的病情並不算嚴重，還未去到需要考慮化學閹割的地步，我們先找心理專家輔導一下，看看

情況之後再決定吧。」

振華笑了,點一點頭。雖然治療還未開始,但我對振華十分有信心,他主動求醫,代表有一份意志,希望克服障礙。這類病人,一般都很快康復。

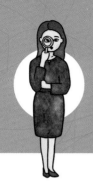

戀童癖

Pedophilic Disorder

戀童是一種性傾向,其主要標準是認為青春期前的兒童擁有主要的性吸引力,或只有兒童才有性吸引力。

DSM-5 診斷標準:

A. 患者在至少六個月以上,通過與青春期前的單個或多個兒童(一般為十三歲以下)進行性活動,從而引起的性興奮、性幻想和性行為。

B. 患者對此感到痛苦,從而影響社交、工作或其他重要事情。

C. 患者至少十六歲,比受害者年長至少五歲。

如果報告顯示患者並沒有因為這些性衝動感到痛苦,即缺乏內疚、羞恥、焦慮等感受,且從未與青春期前的兒童發生性行為(即只停留於幻想),那麼患者會被認為有戀童的傾向,而沒有戀童障礙。

強迫症

強迫症（Obsessive-Complusive Disorder）是一種無意義的重覆行為和思想，患者雖然感到苦惱，但沒能力擺脫它，繼而影響日常生活。

強迫症可分為強迫行為和強迫思想，當中有些以強迫行為為主，有些則以強迫思想為主，這些跟強迫行為和強迫思想有關聯的病症，有以下幾大類別：

第一個是身體畸形恐懼症（Body Dysmorphic Disorder），意指經常以為自己的外觀有問題，比如不夠漂亮、太胖太瘦、鼻子太大、眼睛太小等等。但在其他人眼中，其實是一點問題都沒有的。

第二個是囤積症（Hoarding Disorder），顧名思義，是不願意丟掉東西，極度不願意跟物件分開的奇怪想法，從而令到家中囤積過多物

品，影響生活。

第三個是拔毛症（Hair Pulling Disorder），喜歡拔頭髮，是必須把頭髮一根一根的拔下來，誓要拔到光頭的一種執念。

第四個是摳皮症（Skin Picking Disorder），患者會反覆挖、擠、抓、刺、採和咬皮膚，即使流血，也無法停止，進而造成困擾。

在我的工作生涯中，也真的見過上述的強迫行為。接下來，我會為大家介紹數個強迫症的症狀、發病原因及治療方法等。他們發病的背後，都有不為人知的故事。

強迫症

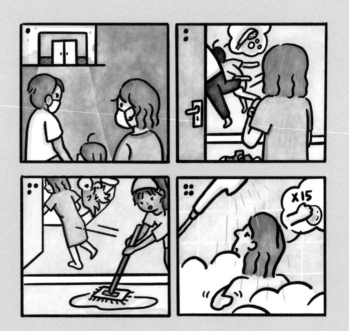

xx-xx-20xx

●自二零二零年起,新型冠狀病毒病(Covid-19)大大改變了我們的生活習慣。天天要戴口罩,部分人要在家工作,需離家工作的人一下班就立即回家,沒有夜生活,只能跟朋友在網上聊聊天,沒有見面。人人都如臨大敵,家中購入很多清潔用品,又要記住許多洗手步驟,務求做到一塵不染,拒病毒於門外。

可是,這一份緊張,讓部分人患了病,所指的不是中了Covid-19,而是強迫症,例如艾莉。

「我覺得我有病,一定有病!」艾莉坐下來後,劈頭第一句就這樣說,語氣擔心不已。

艾莉三十五歲,與丈夫、兒子和工人一起住在一個五百尺的單位,過的是平凡生活。我問她發生甚麼事,健談的她一股腦兒說出來:「自從疫情之後,我真的瘋了。我很怕很怕自己和家人染疫,所以一開始就留意許多防疫的資訊,買了許多口罩,也為兒子買了那些透明面具之類的裝備。而我最關注的,就是

我的家。每當有任何一個家庭成員回家，我都要他們在門外脫去鞋子，踏入玄關就要脫下身上衣物，然後立即跑到浴室洗澡。」

這樣聽起來是有點誇張，但為了衛生而改變的生活習慣其實不一定是強迫症的。防疫期間，很多人都會在門外脫去鞋子，消毒好鞋底才進門。一回到家要先洗手是醫生的建議，也有人一回到家就洗澡，這都不一定有問題。但艾莉有些情況隨着時間越來越嚴重，而且讓她自己也感到困擾的：「原本，我覺得在玄關脫去襪子穿上拖鞋走到浴室就可以了，後來卻覺得這樣也會沾污了拖鞋，就決定赤腳跑去浴室，然後叫工人立即拖地。如果是丈夫和小孩子先洗，我會自己站在玄關；如果是丈夫洗後，我也不准他離開玄關半步的。待大家都離開了玄關之後，我就會叫工人到玄關抹地，才可安心。」

不過這還不是最嚴重的，艾莉接下來的話，才最令人擔心：「我在洗澡時，十分害怕會漏洗一些地方。於是，我給自己訂下一些步驟：必須從頭到腳，順序洗。洗頭，一定要抓頭皮二十下，洗臉又要洗二十次，沐浴露必須沾滿全身每一個地方，然後每個部位又洗二十次，才沖水。有時上班太忙了，中間有些步驟可能跳過了，不太肯定，所以我都要求自己由第一個步驟重新開始做。我很怕疫情，所以一定要洗得乾乾淨淨。可是，時日久了，另一個問題出現：因為我洗得太多，皮膚敏感，有些部位更潰爛，但我洗澡時還是害怕洗得不夠乾淨，所以潰爛的地

方也要洗二十次……」

幾乎肯定艾莉是得了強迫症，她的行為都很典型——不斷重覆某些行為，這些行為會有步驟，一忘記了就要從頭做起，而且自己知道問題所在，但改不掉，感到苦惱。

但也不是全因為疫情才有強迫症的，我曾接觸過不少這樣的病人，當中有嚴重的，也有輕微的。

最嚴重的算是秀美，她是一個年約五十歲的婦人，她跟我說，她害怕會丟掉自己的 DNA！她不知從哪裏得來的知識，說人的皮膚、口水會有 DNA，這些知識固然正確，但她用不正確的心態去理解，以為只要有皮膚屑掉到地上，就會失去了 DNA，所以她每走一段路，都會回頭望，看看有沒有掉下頭髮之類，明明只是一段短短的路程，她可能要走上半小時甚至一小時，期間來來回回，望着地面仔細檢查，不但嚇倒別人，也嚇壞自己。

又有另一個年輕女孩名叫晞彤，她整天都覺得會有人綁架自己的父母，所以每隔半小時就會打電話給父母以確認他們的安全。但其實他們只是一個普通家庭，既不是有錢人，也沒有仇家，晞彤父母被綁架的機會是少之又少。

另有一個男病人叫威廉，他常覺得自己想跳樓，每逢跑到露台、山頂之類的高空地方，都有一股衝動想跳下去，甚至在飛機上，也想自行把逃生門打開。當然他不可能這樣做，但他自己就是會害怕。

還有一個情況比較普遍，較多強迫症病人都有這個問題，就是早上出門上班上學時，極度害怕沒有把門關好，檢查很多次也不放心，有時入了升降機，落到大堂後，就覺得門沒有鎖好、鐵閘沒有關好，然後一再回頭確認，有機會花了一個小時也尚未離開大廈呢。

由於那些強迫行為早已造成了強迫症患者自身的困擾，因此許多強迫症患者在求診前，都會嘗試自行解決問題，可是大部分人的方法都是非理性、並不對症下藥的，那當然也解決不了問題。比如常以為父母會被綁架的晞彤，每次當她有這個念頭的時候，都會用雙手拍打自己臉頰三下，意思是想自己清醒一點，不要去想父母會被綁架。但這其實只是增加了拍打臉頰這個強迫行為，並沒有消除念頭。

強迫行為一般會花費病人十分多的時間，每天至少一小時，嚴重影響生活，病人也感到不開心，甚至自覺抑鬱下，才來求醫。求醫的時候，我都會請病人回想，這是不是他們第一次出現強迫行為。因為強迫症並不一定需要醫治，也有可能突然不藥而癒，這是強迫症的特色，來無蹤，去無影，時好時壞，時

有時無。說回最初那位因為疫情引發強迫症的艾莉，原來她在十四五歲時已經出現過強迫行為（十四五歲也是普遍最早病發的時期，而平均的發病年齡是十九、二十歲），那時她常常以為自己欠帶課本，上學前檢查一次又一次，後來她自己也不知道因為甚麼原因，在某個暑假結束後就再沒有這個行為了。長大後也曾在每天出門前煩惱有沒有帶鎖匙，後來請了工人之後，強迫行為就自然消失了。值得注意的是，強迫行為的症狀是會改變的，例如艾莉三次的強迫行為，就是完全不一樣的。

治療強迫症方面，除了心理專家的輔導，還會用血清素再攝取抑制劑（SSRI），若果情況太嚴重，也可能會用到低份量的思覺失調藥物。

本書出版之時，艾莉的強迫症也康復了，一來是治療的結果，二來是疫情過去了，她也漸漸放下對周遭環境的戒心。社會復常，盼望香港人的健康，都可以復常。

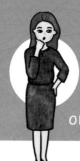

強迫症，全稱為強迫性精神官能症，在《精神疾病診斷與統計手冊（第四版）》（DSM-4）時，強迫症被歸類為焦慮障礙的一種，但在 DSM-5 時被獨立分類成強迫症及相關疾患（Obsessive Compulsive And Related Disorder）。在美國，強迫症的平均發病年齡為十九歲半，四分一的患者在十四歲前發病，三十五歲後才發病的個案並不常見。男性發病的時間比女性早，四分一的男患者在十歲前發病。

DSM-5 診斷標準：

A.　強迫症主要分為強迫思想和強迫行為，或者兩者皆有。

強迫思想定義有二：

1.　一些不斷重複的、持續的、入侵性的、不必要的想法、衝動或影像，大部分人會為此感到痛苦。

2.　患者試圖忽略或抑壓這種想法、衝動或影像，或試圖用其他行為（例如通過某些強迫行為）去中和它們。

強迫行為定義有二：

1. 重複行為如洗手、排序、核對，或精神活動如祈禱、計算，患者認為通過重覆行為能作為應對強迫思維的必要規則，需要嚴格執行。

2. 重複行為和精神活動的目的，是防止或減少焦慮和痛苦，或防止某些可怕的事情發生。但這些行為和精神活動跟遇上的焦慮、痛苦和事情並沒有關聯，或明顯過度。

B. 因強迫行為而花費許多時間，影響社交、工作或其他重要事情。

C. 強迫症狀不能歸咎於其他物質，如毒品、藥物或其他疾病。

強迫症患者會陷入一種無意義、不斷重複檢查某些事的處境中、出現某些特定的重複行為，並且會持續地重複某種想法。常見的行為包括：洗手、檢查門窗有否上鎖、要求物品以特定方式擺放或排序等。這些重複行為會為患者的日常生活造成負面影響，例如每天用一小時反覆檢查門窗有否關妥。即使患者希望能戒掉這些重複性的行為，但又因為無法控制這些強迫觀念和行為而感到痛苦。病情嚴重的話，足以摧毀一個人的日常生活。

身體畸形恐懼症

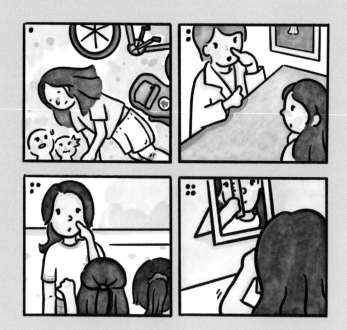

● 「何醫生，我的鼻子歪了。」聽到琳坦這樣說，我不由得呆了一呆。鼻子歪掉了怎麼會來看精神科？但見她的媽媽欲言又止，我就明白情況並非如此單純。

琳坦今年十八歲，擁有一副男生應該十分喜愛的美人瓜子臉，她說鼻子歪了，所以我也看一看她的鼻子，驟眼看來十分正常。

我把目光投向琳媽，她明白我想知道多一點情況，就說：「是這樣的，去年暑假，琳坦跟一班同學去踩單車，發生了小意外，琳坦的單車與其他單車碰撞，她連人帶車倒在地上，手腳擦傷，鼻子也撞到地上，流了點血。當時醫生說，鼻子有一點點歪掉了，但十分輕微，不影響外觀，也不影響正常生活。當時我們見她的手腳擦傷嚴重得多，但大約一個多月之後，都痊癒了……」

「沒有痊癒啊！」琳媽說到這裏，琳坦駁嘴，我大概意識到是甚麼問題，但還是讓琳媽說下去。琳媽說：「對，對，還沒有痊癒。自從出院之後，琳坦就一直覺得自己的鼻子歪掉了。我們都跟她說『沒有啊，沒有啊』，事實上真的沒有啊，醫生，

對嗎？」我沒有回話，只是給了她一個繼續說下去的眼神。琳媽續說：「我帶她看了三位耳鼻喉科醫生，他們都說鼻子沒有問題。但琳坦堅持鼻子歪掉了，還說要去韓國做整容手術。我在想，她會否精神上有點問題？比如有甚麼幻覺之類？」

「於是我跟琳坦說，只要何醫生說妳不是精神有問題，而是鼻子真的歪掉了，我就帶妳去韓國做整容手術吧。」琳媽交代了為甚麼自覺鼻子歪掉了的琳坦，會願意前來看精神科醫生。

我判斷她患的並不是幻覺，而是強迫症之———身體畸形恐懼症（Body Dysmorphic Disorder）。我且聽聽琳坦自己怎樣說。

—— ee ——

「我覺得自己很蠢。」琳坦笑得有點無奈：「我幾乎每見到一個同學都會問，他們都會答我沒事，還說我很漂亮，我內心很想相信，但隔一天又覺得鼻子還是歪掉了，於是又問他們。有些同學覺得有點厭煩了，認為我做作，但是我真的覺得煩惱。」

她摸一摸鼻子，續說：「每天起床，我會再三確認鼻子有否變直，我會拿尺子在鏡子前量度，一量就不經不覺過了一個小時，上學遲到了。小息時又拿出鏡子照，照到老師來了仍然在照，被老師罵也在照。晚上睡覺前，又拿着尺子和鏡子在量，有時我希望做點事能讓它變直一點，比如用化妝品，把鼻子畫

得直一點，或者打一點陰影甚麼的，但無論怎樣做，看上去還是歪掉，十分沮喪。所以我在想，應該要走到最後一步了，去韓國做整形手術。如果媽媽不給錢，我就自己儲錢，總有一天會儲得夠的，就自己去。」

因為這件事，琳坦的學業成績一直退步，朋友和同學不是離她而去就是對她冷嘲熱諷；她把讀書、睡覺和交朋友的時間都用在量度鼻子上，就只有這種結果了。

在講解治療之前，我們首先要認識，身體畸形恐懼症是甚麼一回事？

身體畸形恐懼症，是強迫症的一種。畸形恐懼，英文叫Dysmorphophobia，講點歷史，這個病是一八九一年由一位叫做 Enrique Morselli 的人提出，也是由他命名的。身體畸形恐懼症的病人，往往會過分關注和誇張自己認為的所謂身體缺陷。以我的經驗，病人通常像琳坦一樣，那個缺陷小得不值得關注，有時甚至根本沒有這個缺陷的存在，然而，病人總是感到不安，做出影響日常生活的行為，嚴重的甚至會自殺。

琳坦的症狀，在同類型的病人來說，算是普遍。我認識一些病人，比如會每次見到鏡子或反光的表面時，都會檢查「缺陷」；亦有些持相反的做法，極力避免讓自己見到鏡子；有些覺得自己不夠強壯的，便過度去健身室訓練，即使拉傷肌肉也繼續去做；也有些人經常把自己的「缺陷」跟其他人比較，覺得自己

「不完美」、「有問題」;有錢的,真的去做整容手術,而更有錢的,同一部位做了多次整容手術,也覺得不夠完美。

「所以,即使琳坦去了韓國做手術,也解決不了這個問題?」琳媽聽到我的話,有點驚訝。我說:「以結果來說,整容成功,治療失敗的機率真的頗大。」

然而,當我再深入地為琳坦診斷時,發現了一個關鍵問題——這個身體畸形恐懼症,真的是源於上次的意外嗎?

經過一番問診後,我發現並不如此。琳坦在十七歲的暑假發生意外,十八歲來求診,一年間由每天用尺子量鼻,到堅持去韓國整容否則尋死的程度,但原來早在十二三歲,她已經覺得自己的鼻子有問題。

「我當時覺得鼻子太大了。現在也是的,你看看比例,我瓜子臉,嘴巴比較小,鼻子的闊度幾乎比嘴巴還大,那不是過大嗎?」其實我絲毫不覺得這是個問題,琳坦在我眼中更是少見的美人兒。「我常常覺得其他人望向我的時候都會聚焦到鼻子上,他們心裏應該在想:『這女孩的鼻子真的太大了吧!』所以我想去韓國,除了把鼻子弄直,還想把鼻子弄小。」就連琳媽也沒有聽過這段剖白,露出滿臉驚訝。

其實，身體畸形恐懼症大約在十六七歲開始發生，但有時十二三歲就已經有輕微的症狀。治療方面，我會讓琳坦見心理專家，進行認知行為治療（CBT），同時處方血清素再攝取抑制劑（SSRI）給她。

大約一年後，琳坦和琳媽來到診所：「我們下個月去韓國了。」聽到之後，我嚇了一跳，難道是治療出了問題？之後琳坦笑說：「我們去購物，不是去整容。」事實上，這是琳坦最後一次覆診，她已經不在乎鼻子了，看到她的笑容，我相信她也明白，人生有更多值得在乎的東西。

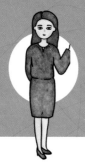

· 精神科疾病小知識 ·

身體畸形恐懼症

Body Dysmorphic Disorder, BDD

身體畸形症，在社交媒體上又稱為「容貌焦慮」，是一種強迫症，患者會重複且持續的過分關注和誇張自己所認為的一個或多個身體缺陷，例如覺得鼻子不夠直、身高不夠高、手腳不夠纖細等，進而有強烈的「我很醜」想法。

DSM-5 診斷標準：

A. 有一個或多個自己感知但在他人看來是微小甚或觀察不到的、在外貌上有缺陷或瑕疵的先入為主想法。

B. 在一段時間內，作為對關注外貌的反應，出現重覆行為如照鏡子、過度修飾外貌等，或重覆的精神活動如比較自己與他人的外貌。

C. 這種先入為主想法讓患者感到痛苦，影響社交、工作或其他重要事情。

D. 不能以符合飲食障礙的標準去解讀。

任何年齡或性別的人士都有機會患上身體畸形恐懼症，當中以青少年較為常見。最常發病的年紀為十二至十三歲，平均發病年齡為十六至十七歲。相比女性患者，男性患者傾向在生殖器官方面有先入為主觀念，肌肉上的畸形恐懼則只有男性關注，至於女性患者則有機會同時患上進食障礙。

囤積症

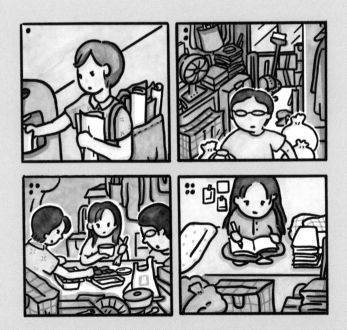

●●病人以為自己患了Ａ病，卻發現原來患的是Ｂ病，這情況不算罕見；但原本以為是一個病人患病，追查之下卻發現家庭中另一個成員也患了其他精神病，就並不常見。所以以下這個案，我印象很深刻。

一心是由父親阿九陪同看病的。阿九說：「是學校社工建議我來的。社工認為一心有抑鬱症，我希望醫生妳能夠幫忙。」

一心下個月就十七歲生日了。她一直低着頭，除了進門打招呼外，一直都沒有吭聲。「你的女兒滿十六歲，可以單獨見醫生……」在我的勸說下，阿九同意讓一心跟我單獨會面，他在外面等候。

父親走後，我感到一心微微舒了一口氣。我慢慢引導她開口，聆聽她的問題，學業上、朋友上、家庭上的事她都有提及。一心說得很慢，有時聲音很小，但很有條理。

說到家庭的部分，一心說她在家中沒有地方溫習。我以為是香

港房屋問題，豈料完全是兩回事。一心說：「我家也有五百尺的，父母跟我三個人，但我完全沒有溫習的地方。我有一張書枱，但書枱上的東西堆積如山；我有一張椅子，也是放滿東西，不是給我坐的。我做甚麼都只能留在自己的床上，只有自己的床，才屬於自己的。」聽過一心的剖白，好像讓人摸不着頭腦，但接下來她就說出重點：「我媽媽是個購物狂、囤積狂，甚麼東西都買，然後甚麼東西都不願丟掉，過期的雜誌、已經穿不上的衣服，食物的空罐子，都有留在家中的理由。漸漸地，家裏越來越多櫃子去放她的東西，櫃子都塞滿了，就放在地上……」

我在一心的抑鬱症治療中，意外發現其母的囤積症（Hoarding Disorder）。

接下來，我就向阿九查詢有關情況。

「聽一心談及的情況，看來你太太的囤積症十分嚴重。我建議下次請太太也一起前來。」阿九聽到我的說話，有點愕然，說：「這跟我女兒的病有關係嗎？」

「絕對有關。」我回應：「這是因為，你們家裏雜物堆積如山，是一心主動告訴我這一個困擾她的問題。」

阿九嘆了一口氣，說：「其實我每天都有偷偷地幫她丟掉很多東西了。」他說着，從手機中滑出一些相片給我看：「這些是

我們家的照片,這種囤積情況,原來也是一種病?」我看着相片,也有點嘩然,客廳都看不到地板,全是雜物,枱面上、梳化上,只要能夠放東西的地方,甚至不能放東西的地方,全都是雜物。

「我們唯一保住的是洗手間。」一心笑得有點無奈:「就算是廚房,都是雜物、雜物、雜物,我們每晚只能叫外賣,因為如果爐頭點火,一定會發生火警。洗衣機內的圓筒也有她的東西,雪櫃總會發現過期食品,還好微波爐仍然可以用。」

「她一向如此?」我望着阿九,問道。

「結婚後我才知道的。我問過外父,他說她喜歡儲物,但沒這麼誇張,雖然房間也有點亂。婚後……她結婚時三十歲,那時開始就天天囤積一些東西,很誇張的,又骯髒,我曾經忍無可忍,要跟她離婚,怎料那時候有了一心,她也為了女兒而改好了。女兒出生後,有一段較正常的時間,但近幾年又故態復萌……」

其實,囤積症的症狀的確會在中年時期明顯出現。我大致掌握了背景,下星期會跟阿九的太太、一心的媽媽見面。

一星期後,一心的父親阿九,帶同妻子嘉殷前來。

嘉殷坐下之後，我發現她手上拿着一小張宣傳單張。「這是附近牛肉麵的傳單，你們一會兒去吃飯？」我問。「不，我們吃過飯了，只見那位小哥在派，我才拿而已。」嘉殷回答。

「她啊，甚麼單張都要，免費報紙三份，天天跑去港鐵站取，放在家中又不願掉棄，儲了一年量的免費報紙！」阿九對嘉殷的態度跟對一心的態度十分不一樣，有點煩躁。

「儲點報紙有甚麼問題？」「現在妳為一心儲了一個抑鬱症回來了！」「怎麼會？我儲東西跟女兒的病有甚麼關係？」兩公婆你一言我一語，差點沒有我插話的份兒。但我也從中見到，嘉殷完全不覺得自己有問題，囤積症的患者，一般都是這樣，以為儲蓄是美德。

之後，當我以專業的角度跟嘉殷說，囤積的確是一個病，而且會影響女兒之後，她終於願意正視這個問題。

「最初，我喜歡買東西，買了回來又捨不得丟棄。後來，我見到街上有漂亮的東西，就不由自主地執回來。」「有些東西是執回來的？」連阿九都感到驚訝。事實上，有些囤積症患者更會偷東西，幸好嘉殷沒有這麼嚴重。

「帶回家的物件會放好？」

「當然不會！」阿九搶着答：「不但不會放好，還不知道東西

的價值，貴價的限量版手錶，跟那些免費報紙堆在一角，上星期我丟報紙的時候差點把手錶都丟掉⋯⋯」

事實上，囤積症患者，的確不會在意物品的價值。

經過進一步的診斷，嘉殷的確患了囤積症，我給了她一些藥物，以及找心理專家進行治療。至於女兒一心的抑鬱症，也是需要藥物和心理專家幫忙。但這已經足夠了嗎？不。我認為可以多做一步。

「阿九，我提議讓一心搬離這個家一陣子。」阿九聽到我的話，有點茫然。我解釋：「一心的抑鬱症，很大原因是家中堆積了太多雜物。在你太太嘉殷的病還沒治好之前，讓她有一個舒適的生活環境，是康復的便捷方法。比如有沒有親戚的家可以幫忙讓她寄住？」阿九聽着，不斷點頭：「我父親那邊有一間房，一心可以去住啊。」

「然後，阿九你要多體諒妻子。」阿九聽到我說，莞爾一笑，他也知道自己脾氣不好。「我知道你很氣嘉殷，因為她的行為影響了女兒。但你要明白，嘉殷的囤積症是一個病，你們要一起面對，好好地陪伴她，令她治好。」

坦白說，囤積症很難治癒，是一場長久的戰爭，病人和家人都必須要有足夠的心理準備，況且這個家庭一個病人緊扣另一個病人，情況就更複雜。我轉介了他們給相熟的社工，希望社工

能夠用他們的專業知識，幫助這家人。

一心的抑鬱症大約一年後就治癒了，我相信這跟她搬到一個相對寧靜的環境有關，功課也能跟上其他同學；但嘉殷的囤積症仍然反反覆覆。不過，阿九對待嘉殷的態度變得溫柔細心，一心對媽媽也是百般鼓勵，雖然不同住，但一星期總有幾天家庭樂。在家人的鼓勵下，我感到嘉殷的決心越來越大，戰勝病魔只是時間問題。

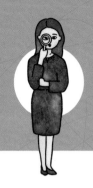

· 精神科疾病小知識 ·

囤積症

Hoarding Disorder

囤積症屬於強迫症的一種，於二零一三年《精神疾病診斷與統計手冊（第五版）》（DSM-5）正式納入到精神疾病診斷之中。相對於一般人有目的或系統性收集物品並整理擺放，囤積症患者會過度性地收購或收集物件，數量相當龐大且達到沒法妥善整理的地步，損害患者及其家人的日常生活，甚至造成經濟困難。

DSM-5 診斷標準：

A. 不管物品的價值如何，對其捨棄，皆持續出現困難。

B. 此種困難，主要是認為這些物品皆為其所需，丟棄會感到痛苦。

C. 儲物堆積已明顯影響生活環境，也減少或喪失其當初的用途。如果儲物並不雜亂，則是因為第三方例如家人的干預。

D. 囤積讓患者感到痛苦，影響社交、工作或其他重要事情。

囤積症患者大多會從青春期開始慢性發作，若未有改善，在囤積症患者三十歲過後，就會出現更多較明顯的障礙，例如堆積的物品數量開始誇張，到中老年（五十到六十歲）時最為嚴重且影響範圍最大，並可能具有家族傾向。

囤積症可分為物品和動物兩種型態，而這兩種型態可能會同時在同一患者身上發生。在物品囤積症中，患者可能會無法辨別自己所收集回來的物品的價值，亦可能知道自己所囤積的物品是沒有用的，或者患者清楚知道物品對其他人來說沒有價值，但自身對該物品卻有強烈的個人精神寄託；至於在動物囤積症中，患者可能會不斷收養流浪狗或貓等，數量之多會令患者無法提供足夠的居住環境及糧食，最終演變成虐待動物。

拔毛症

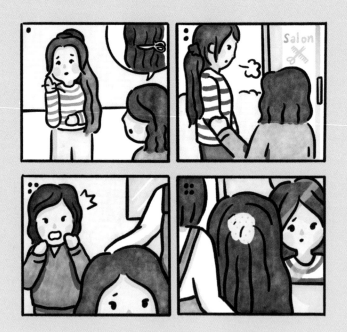

淑芳今天帶了她的女兒前來,要看病的是她的女兒而不是她,這着實令我嚇了一跳。

淑芳是我的病人,今年四十五歲,患有強迫症,每天要洗澡超過三次才覺得自己乾淨。我跟進了她這個案一年多,病情有很大的進展,豈料一波未平一波又起,自己的病好轉了,女兒又有問題。

「何醫生,妳看看這裏。」淑芳叫女兒轉個頭背向我,女兒輕微想反抗,但最後都順從,淑芳解開女兒束起的頭髮,然後向上掀開,那兒竟然「寸草不生」!她的後腦部分有一整個大圓圈的範圍都沒有頭髮,她就靠束起周圍的頭髮來遮掩。

淑芳的女兒名叫柔中,今年十三歲。淑芳一邊替她再度束起頭髮,一邊交代情況:「現在八月底,暑假也快結束了,我想柔中在開學之前去理髮,她差不多一整年沒有打理過頭髮了,之前叫了她幾次都沒有去,但現在真的太長了,束了起來也長到頸部,也太熱了吧。但她怎也不願意,我說不願意不行,就強

迫她到髮型屋，五十元那些，就是只剪一刀也好啊。怎料去到髮型屋時，髮型師把她束起的頭髮放下來，我也感到有點不對勁，為甚麼頭形那麼怪、那麼薄？我跑過去把頭髮一掀，就發覺……」

剛好淑芳這幾天要覆診，就索性把柔中也帶來。她這個決定是對的，因為柔中患的是另一種強迫症，叫拔毛症（Hair Pulling Disorder），如果她不來醫治，不但頭髮，甚至眼眉毛、眼睫毛，全都會被她拔掉！

「我也不知道，當我意識到有問題時，頭頂已經禿了一大片。」柔中低聲說。

「那妳為甚麼不告訴我？」淑芳說起來有點氣惱。

「我不想妳擔心嘛。所以把頭髮束起，希望頭髮之後可以長回來。」柔中越說越小聲，但淑芳已經開始在高聲叫罵。我請淑芳先到外面坐一會，讓柔中單獨跟我面談。

「可以談談，妳是如何拔頭髮的嗎？」

「妳說手勢之類的？」我點頭，她續說：「我首先會在頭髮堆之中找出一條，可能是感覺比較粗的，然後把頭髮在手指上捲幾個圈，然後連根拔起。」她在我面前示範，但在拔出頭髮之

前，我阻止了她。

我之前也接觸過一些拔毛症的個案，也有在網上看過相同的病例，我發現病人們拔毛髮的手勢都不盡相同，但目的大都是將毛髮連根拔起。

「在甚麼地方拔的？自己的房間？」

「是，因為不想被人看到，於是一個人躲了起來；但有時候在學校溫習，無意中伸手去拔也不自知，試過有幾次被同學發現，有些嘲笑我，有些好意要我戒掉這個習慣。」其實有些拔毛症患者是故意的，有些則是無意識的。但大部分都像柔中一樣，兩者兼有。

「後來發現禿頭了，有想法子解決嗎？」

「有啊，我很不想再拔頭髮，但總有一股心癮，驅使我這樣做，這使我很苦惱。最初的時候，見左面禿頭了，就去拔右面的頭髮，那裏頭髮多嘛。久而久之，就整片都禿起來了……」此時，我看了看柔中的眼眉毛和眼睫毛，目前都十分整齊，而她亦告訴我自己只會拔頭髮，但承認有想過把眼眉毛拔掉。事實上，在其他的案例中，有些患者只要看到有毛的地方都會拔，頭髮、眼眉毛、眼睫毛是最普遍的，也有人會拔身體其他各處的毛髮。

拔毛症患者大多在十一二歲，青春期階段發病，原因跟壓力有關，而柔中也不例外。「我還是自從頭頂禿了起來，才開始回想的。」柔中說：「我應該是中一開始有拔頭髮的習慣。那時小學升上中學。中學的生活並不比小學開心，我小學是讀女校的，但中學卻是男女校，我不懂得如何跟男生相處，好像找不到方法跟他們熟絡起來，或者只要跟男生談得來，他們就會覺得我喜歡他。而女同學又好像很在意彼此跟男同學交往的事，這讓我覺得很煩惱。我在小學時有很多朋友的，升到中學卻比較孤獨。我不喜歡這種感覺，甚至也影響了成績。讀小學時我的成績很好的，現在變成普普通通。好像整個中學都充滿難關，每天都很辛苦……」

之後，柔中發覺把頭髮拔下來，會有種令自己舒暢的感覺，不自覺的越拔越多。但她不知道的是，當拔下那些頭髮後，就再也長不回來了：「我見到頭禿了下來，也十分驚訝，那時候就立即停止了再拔頭髮。但過了一陣子，應該是因為考試吧，壓力又來了，又不知不覺地開始拔了。反反覆覆多次。漸漸地，這也成為了另一樣困擾我的事。」

有些拔毛症患者也伴隨着抑鬱症，因為有礙觀瞻，青春期少男少女很難忍受這樣的事。於是我問柔中：「發現頭髮禿了之後你是如何處理的呢？」

「我開始留長一點頭髮，然後束起來。有時候會戴帽子，希望

沒人會發現。」柔中說,她感到非常苦惱,因為女孩子畢竟愛美麗:「我很怕去理髮,怕髮型師看到。但頭髮一天一天長下去,媽媽也不斷催迫……」柔中還說,當她拔完頭髮之後,還會拿起頭髮仔細端詳、撫摸,這些都是強迫症的行為。有些人甚至會吃頭髮,但柔中說自己沒有。

其實,拔毛症患者多是因為情緒問題,可能遇到一些事情,令他們感到焦慮、鬱悶、煩躁等,而只有在拔頭髮時,才能令他們得以紓緩,感到開心。可是,拔頭髮的一時快感會帶來另一個更可怕的後果,因為頭髮是不會生長回來的,於是,頭髮又成為另一件令他們焦慮的事情,造成惡性循環。

柔中是一個性格比較靜的人,其實我花了很大力氣才能在她口中得知這一切。經過更詳細的問診和檢查後,我診斷出柔中除了拔毛症外,也同時患有抑鬱症。我為她準備了抗抑鬱的藥,亦安排了心理專家,跟進她的拔毛症。至於頭髮方面,幸好他們家境不錯,聽說已經找了植髮公司,我不是這方面的專家,但也希望她的頭髮能夠再生。

無論如何,大半年之後,柔中的抑鬱症大致痊癒,並已經戒掉了拔頭髮的壞習慣。在心理專家的幫助下,她漸漸融入了中學的生活,成績亦開始有起色。希望她之後有更美滿的人生。

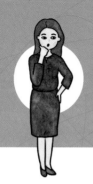

拔毛症

Hair Pulling Disorder

拔毛症又稱為拔毛癖,是強迫症的其中一種表現形式,患者會在無法克制的情況下拔自己的頭髮、眉毛以及眼睫毛等毛髮,患者大多在兒童與青少年期間發病,當中以女性患者佔多數,不過患病年紀越小男女比例越接近。

DSM-5 診斷標準:

A. 經常拔出自己的頭髮,導致明顯的脫髮。

B. 重覆試圖減少或停止拔毛髮的行為。

C. 拔毛行為讓患者感到痛苦,影響社交、工作或其他重要事情。

「拔毛症」一詞最早見於一八八九年由法國醫學界用來描述「拔自己身上毛髮的病患」。拔毛症過去一直被歸類為衝動控制疾患,直至二零一三年 DSM-5 推出時被修改至強迫症及其相關疾患,在 DSM-5 中,關於拔毛症的診斷準則亦有不少修改,以顯示其病理概念的改變。拔毛症患者大多是遇到一些情緒問題或心理緊張感,而只有在拔毛時,才能感到放鬆。不過這行為除了能紓緩患者心理外,亦會同時為患者帶來罪惡感,形成惡性循環。

拔毛症可分為以下兩種型態：

無意識：患者不知道自己有拔毛的行為，這種表現常見於年幼的孩童身上。

有意識：患者知道自己在拔毛，也了解自己正在利用拔毛來紓壓，較常見於青少年身上。

進食障礙

　　近來，有很多病人都因為不同的飲食問題前來求診，對於這些飲食問題，我們有一個統稱，叫「進食障礙」，意思是因為一些奇怪的、錯誤的想法，影響他們的飲食習慣，甚至出現奇怪的行為。進食障礙不只有厭食，還有其他不同甚至完全相反的症狀，包括：一、完全不吃，滴水不沾；二、吃太多，不知飽；三、做一些異常的行為例如扣喉、過分做運動等。

　　不論男女老幼都有機會患上進食障礙，但大部分患者是十多歲的少女，原因也不難想像，青春期愛美，自然對身形、體態有要求，但只要理性對待，還不算是病。可是為甚麼有些人會有進食障礙呢？原因目前仍未查明，有說是跟遺傳基因有關，亦有說是因為性格。研究發現具以下幾種性格的人特別容易患病，如完美主義者、衝動型的人、情緒化的人。也有說是因為外來的影響，如透過媒體認知某個身

形體態才是「好」的標準。

　　進食障礙大致可分為六種：神經性厭食症（Anorexia Nervosa）、神經性暴食症（Bulimia Nervosa）、劇食症（Binge Eating Disorder）、異食癖（Pica）、反芻綜合症（Rumination Disorder）、迴避或限制性攝食障礙（Avoidant or Restrictive Food Intake Disorder）。接下來我會詳細介紹較常見的幾種。

神經性厭食症

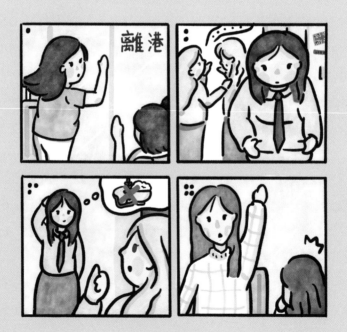

「放心，醫生，我很肚餓。」小菊離開時，笑着跟我說。

看見今天的小菊在身型體重各方面的指數，我覺得舒一口氣，但最重要是她的精神層面，說「感到肚餓」的時候，她顯得容光煥發。

兩年前小菊來到我這裏時，瘦得不似人形，她患的是厭食症。

那時候正值聖誕假期，小菊剛從英國回港渡假，但她的媽媽一見到她便覺得不對勁，翌日立即帶她來見我。

「她去了英國半年，想不到變成這樣子。」小菊媽媽拿起一張小菊半年前的照片給我看，說：「她從來都不肥，為甚麼會患上厭食症，瘦成這個樣子？」我看看照片裏的小菊，再跟真人相比較，難怪小菊媽媽沒有專業知識，都知道她患了厭食症：照片中的女孩，真的不算肥胖，加上標緻的容貌，給人一種可愛的感覺；但眼前的小菊，雙頰深陷，手腳見骨，精神散渙，相信沒有人會認同，這樣的瘦小等於美。

之後，小菊向我分享自己的經歷。原來，她一個人去到英國讀書，當地的外國同學覺得她跟一般的中國女生不一樣，比較「大隻」。她聽後感到不高興，就想試試減肥。由於一個人在英國生活，沒有人理會她吃甚麼，減肥也因此變得容易，首先，她不吃澱粉質，一個月瘦了兩三公斤，更得到同學的讚美，於是她便繼續減肥，但兩個月後，體重開始不再往下跌了，她還覺得不足夠，於是不斷找其他方法，以為越瘦就是越美，期望得到其他同學的再次稱讚⋯⋯

「節食是一件危險的事。」我苦笑一下，說：「因為太餓，影響了妳的想法、情緒，變得固執。」

小菊到英國前曾做過身體檢查，那時候體重 54 公斤，BMI 是 21.6；而兩年前她剛來求診時，我替她計算過，她的體重只剩下 37 公斤，BMI 是 15.4。BMI 即身體質量指數，其計算方法是體重 (kg) / 身高^2(m)。根據國際標準，當 BMI 數值落在 18.5 至 24.9 之間屬於「正常」，16.5 至 18.4 之間屬「偏瘦」，而低過 16.4 的就是極瘦，可見當時的小菊已屬極瘦、極不健康的身體質量。厭食症這個病可大可少，最嚴重的情況會致命，所以我也不敢怠慢，為小菊做足檢查，替她抽血，幸好在她的血液內都未有發現嚴重的問題，雖然已經沒有來經，即生理狀況已被打亂。

不幸中之大幸是，小菊的情況還未嚴重得需要入院。因為厭食症會大大影響心臟，這亦是最致命的原因，除此之外，厭食症也會令身體上的鉀、鈉、鈣等礦物質未能保持平衡，亦會導致貧血、骨骼疏鬆等問題，而且厭食症患者通常都有些特別的激發點，這關係到其他精神病如抑鬱症、人格障礙等。

「一個人容易有厭食症，其實是因為太肚餓。」檢查完畢之後，我診斷出小菊患有神經性厭食症，我先向小菊解釋為甚麼由節食會變成厭食，之後再說明厭食症的症狀。

「根據統計，患厭食症的大部分是女孩子，但當然，男孩子也有機會。大部分都是在十多歲的時候，絕少過了四十歲才患上的。」小菊和她的媽媽聽着，一同點頭。

「在數據上，BMI 低過 16.4，就是『過瘦』，即患了厭食症。行為上，患者會主動節食，用盡力氣阻止自己吃東西，因為患者非常害怕自己體重過重，因此，所做的所有行為都是要減輕自己的體重，除了不吃，還有扣喉、服瀉藥、食去水丸，和不停做運動等等。」

「做運動都有問題？」小菊媽媽問。

「有一個個案，可以參考的，是我之前的病人。」這個病人的個案我已介紹過很多次，所以不用找檔案，隨口都能說出來：「她也是一個女子，她計算着每天進食的卡路里，只准自己吸

收五百卡路里，但後來覺得五百也太多了，又不想扣喉、不想食瀉藥，怎麼辦？她就決定做運動，早上和放學兩個時段各跑一個小時。但你們知道嗎？每日光是呼吸、走路，我們至少都需要消耗一千五百個卡路里，她只吸收五百卡路里，還要做運動，每日的吸收，其實是負數。」

「我在英國也有做運動，還以為節食加上做運動，就會保持健康。」小菊垂着頭，幽幽的說。

「有好多事情，是過猶不及。其實妳覺得自己的體型怎樣？」

小菊想了一想，說：「我還覺得手臂可以多瘦一些。」

這樣的答案絕非意料之外，因為厭食症的患者，總覺得自己身形不正常。

「給我看看你的牙。」小菊張開口。檢查過後，我說：「還好，牙齒沒有問題。你沒有扣喉。」「沒有。」，如果患者有扣喉的話，由於嘔吐物帶有胃酸，具酸性，牙齒內側會腐爛。接下來，我再看看她的手指甲，尚未變藍色，頭髮也未有變薄的跡象，但小菊的皮膚已經乾黃，心跳不平均、血壓低，手腳也有點腫。

小菊雖然不需要入院，但要見心理專家。厭食症往往會伴隨其他精神病，例如抑鬱症，可幸小菊暫時未有抑鬱的情況，不過，

如果有，也需要由心理專家輔導。治療方面一般是用思想行為治療（Cognitive Behavioural Therapy，簡稱 CBT），目的是改變她對於體重和身形的思想。之前小菊說過一些想法，例如無論有多瘦，都會覺得肥；每天磅重十幾次，經常照鏡子，只要跟體重有關的，風吹草動都十分害怕；覺得廿一寸腰圍才算正常等等，但其實這根本不正常。所以心理專家的任務，就是要糾正她的想法。

不過，患者增加體重需要循序漸進、按部就班，每星期只能增加一至兩磅，否則身體會負荷不了，甚至死亡。所以，如果懷疑患上厭食症，必須看醫生，不要以為迫自己或患者暴飲暴食就能解決問題。

這已經是兩年前的個案，上星期，小菊來做最後一次覆診，她已經回復正常體態，最重要的是她十分滿意現在的身形和生活方式。她認真的跟我說聲「謝謝」，然後告訴我，她決定回來香港升學。

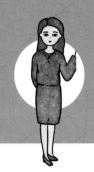

神經性厭食症

Anorexia Nervosa

神經性厭食症一般稱為厭食症,屬於進食障礙的其中一種,患者會因為過度擔心自己體重過重而出現約束自己體重的行為,例如節食、扣喉、服用瀉藥、去水丸或過量運動,亦會經常性量體重,務求令自己的體重下降。

神經性厭食症患者一般會在十至三十歲時發病,當中以女性比例較多。

神經性厭食症的症狀包括:體重不足、營養不良、害怕體重增加、非常渴望變瘦並限制卡路里的攝取。而且,即使患者體重過輕,患者仍會認為自己不夠瘦,需要減重,被問到體重是否過輕時,患者會否認體重過輕。

在診斷神經性厭食症時會根據以下三項準則:

A.　按患者的年齡與身高來計算,患者的體重因為限制能量攝取而低於正常水平。低於正常水平的體重,被定義為正常體重的最低值,或兒童和青少年的最低預期值。

B.　即使體重已經過低,但患者仍然強烈恐懼體重的增加或肥胖,甚至有繼續減肥的行為。

C. 以扭曲的方式看待體態與體重，以及對自己過低的體重嚴重
缺乏的認知。

神經性厭食症的嚴重程度按身高質量指數（BMI）分為三部分：

輕度神經性厭食症：高於 17

中度神經性厭食症：16–17

重度神經性厭食症：15–16

極重度神經性厭食症：低於 15

由於神經性厭食症會使患者未能吸收足夠營養，對患者身體各器官
也會有不同程度的影響，例如頭髮及指甲會變得脆弱、皮膚枯黃、
便秘、手腳冰冷等。如患者未有於患病初期及時治療的話，更有機
會出現併發症，例如骨質疏鬆症、不孕症以及心臟損傷。當中約有
百分之十的神經性厭食症患者會在患病期間因營養不良、電解質失
衡、免疫功能降低、器官衰竭等併發症死亡。至於兒童和青少年患
者亦有可能因為未有吸收足夠營養而出現生長遲緩、體內激素水平
降低、腎上腺皮質激素水平升高等後遺症。

神經性厭食症痊癒後，有些病患不會復發，但也有可能會反覆發病
多年。一旦神經性厭食症患者恢復到正常體重，就有可能改善到因
神經性厭食症而引起的併發症。

神經性暴食症

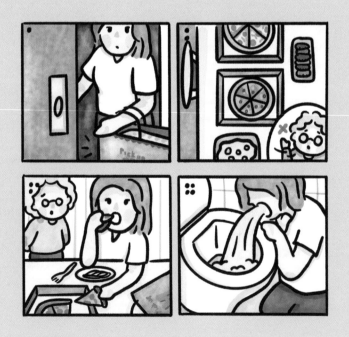

⬤病人來看病之前，護士 Betty 都會把他／她的病歷交給我「溫習」。那一天，當護士把心蕾的病歷交給我時，我嘆了一聲：「果然還會再來。」

心蕾患的是神經性暴食症（Bulimia Nervosa），這個病算是容易復發的精神病之一。我看看病歷，她上一次來的時間剛好是一年前，而她第一次來看診則是兩年多前，整個醫治時間是一年零三個月，算是正常的步調。

心蕾初次來診症，當時她只有十七歲，還記得是她的祖母帶她來的。心蕾父母在她出生後不久就離異，兩人都沒打算照顧她，所以心蕾從小跟祖母相依為命。

心蕾來到診所時百般不願，臉上彷彿寫上「我怎會有精神病」七個字，至於她的情況也是由祖母告訴我的。

「前兩天，心蕾夜了回家，夜得我都不會替她煮晚飯。只見她買了兩大塊薄餅，是兩大塊啊，還有一個葡汁意粉，六隻雞

翼。我問：『阿女，嫲嫲不餓，不能陪妳吃啊。』她說：『不，我一個人吃，妳不要理我。』噢，只見她大口大口的把薄餅吞下肚，不一會竟然把買回來的東西全都吃光了。她能吃光就算吧，我也不以為意，但臨睡覺之前，我聽到洗手間有點聲音，我望一望，竟然看到她在扣喉，把剛才吃過的東西都吐出來！」

經過祖母的了解，原來這已經是心蕾第四五次這樣做。祖母覺得她精神有問題，迫她來找我。

記得那時的心蕾，並不像厭食症患者那種暴瘦，表面上看她的身形就跟普通人一樣——神經性暴食症患者，一般都不會暴瘦。

想到這裏，有人敲門，一年沒見的心蕾來了，她獨自一人，臉容憔悴，但身形大概跟之前一樣。在我一問之下，原來心蕾的祖母在兩個月前逝世，她感到非常不開心，在一個月前的一天，她又暴食起來，之後連續三個星期，每星期都總有其中一天會這樣。

神經性暴食症，的確很容易復發，且跟情緒有莫大關係。究竟甚麼是神經性暴食症呢？神經性暴食症是指一個人，大部分時間飲食正常，偶然會有一天，只吃一餐，而且是以驚人的食量，

比如一個人可能吃三四個人的份量，吃飽之後立即用盡任何方法，包括扣喉嘔吐、服食瀉藥、去水丸、減肥藥等，企圖把吃過的所有東西都吐出來、排出來為止。如果一個人一星期至少有一次這樣的情況，並持續了三個月，我們都會認定他患了神經性暴食症。

至於患病的原因，其實跟厭食症一樣，患者擔心自己會肥，平時經常注重自己的體重，病發的時候大多因為失去了控制能力，導致自己無法自控地不停的吃；吃飽之後卻產生罪惡感，因而用盡一切方法把吃過的東西吐出來。我們會按嚴重程度，將患者分為四類，最溫和的是一星期病發一至三次，然後四至七次、八至十三次，最嚴重的是一星期十四次以上，即一天最少暴食然後扣喉兩次。

心蕾現年十九歲，她在兩年前十七歲時病發，剛好這個病最大機會發生在十六至二十一歲的女性身上，而四十歲之後患病的機會較少。大約每十個女性患者，才有一個男性患者，女性患病率壓倒性的高。

這次心蕾在發現病徵後，立即來求醫，選在最溫和的時候治理，是最有效的。

之後，我問心蕾在祖母逝世後的暴食心態，她說：「我覺得大

吃一頓可以紓解壓力和不開心，而且我很喜歡把東西都嘔吐出來的感覺，因為嘔了之後真的會舒服了一點。」幸好，理性讓心蕾知道必須早日看病，這源於兩年前的治療中，我曾說過的一番話：

「我有另一個病人，比妳嚴重，每天都是這樣，一整天不吃東西，到晚上才吃，吃一小時，嘔吐半小時，因為在家中嘔吐得一塌糊塗，所以需要再清潔半小時。結果，她因為中午不吃東西，不願跟同事吃飯，到了晚上，又要花整個晚上去吃東西、嘔吐、清潔，導致根本沒有社交生活，不要說男朋友，連朋友都沒有一個。」我當年這段話，令她明白到不能讓這個病嚴重下去，她必須盡快處理。

可幸的是，心蕾的情況不算嚴重。有些人因暴食症會出現一些生理問題，如經期不準（厭食症會停經，但神經性暴食症只會經期不準）、心臟會有問題，還有因為經常嘔吐，胃部會受損，也會灼傷喉嚨，而在嘔吐期間，嘔吐物的酸性會損害牙齒的琺瑯質。

不像上一個個案的神經性厭食症患者，心蕾體格正常，甚至有點微胖。除非是極嚴重的神經性暴食症患者，否則他們平時也會繼續攝取營養。心蕾說她日常也會注意控制飲食，但未至於厭食的階段。

而我有一個個人觀察，很多介紹神經性暴食症相關的文章和書

籍，都會說這類病人喜歡瘋狂做運動，但我發現現實中並不是這樣，神經性暴食症患者不算熱衷運動減肥，因為與嘔吐和服瀉藥相比，做運動的功效並不顯著。

既然這次是心蕾第二度患上神經性暴食症，復發跟初發的治療方法有否不一樣呢？

其實治療方法是一樣的。但可以一提的是，治療神經性暴食症與治療神經性厭食症的方法不同。厭食症患者只需要進行思想行為治療（Cognitive Behavioural Therapy，簡稱 CBT），但神經性暴食症患者則要服藥，並與思想行為治療（改變關於體重和身形的奇怪想法）、營養治療（見營養師，學習正確的飲食習慣）三管齊下，大約花一年時間，就會看到成效。

用藥方面，也是用 SSRI，即血清素再攝取抑制劑，這是公認專門治療神經性暴食症的藥物，可以加強人的自我控制能力，當患者想暴食的時候，能夠對身體說不。

不過，心蕾十分擔心往後會否再次出現復發風險：「我害怕很難完全康復，康復了一段時間後，一旦感到壓力，又會覺得這是一個紓壓的方法。」

的確，治療神經性暴食症，最大的挑戰還是患者自身的壓力，

所以心理治療還是很重要，我告訴她：「首先，妳要明白這個病的確有頗大的復發機會，但要認清這一點，才能對治療有幫助。有壓力的時候，會否有其他的紓壓方法？也許可以先循這個方向處理。」

心蕾點頭，然後認真的接受治療。可能心蕾有堅強的意志，這次康復進度理想，一年之後她的臉上再次掛上開朗的笑容，而我也有自信不會再在診所裏見到她。

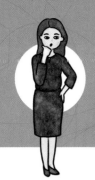

神經性暴食症
Bulimia Nervosa

神經性暴食症一般稱為暴食症，跟神經性厭食症一樣同屬進食障礙，患者會在短時間內暴飲暴食，其後用人為方法清空已吃下的食物。然而，在患者以人為方法清空已吃下的食物後，又會再次產生焦慮，並再度進食大量食物，形成一個惡性循環。

大部分神經性暴食症患者的體重均屬正常水平，患者以女性為主。

DSM-5 診斷標準：

    A.   反覆發作的暴食，有以下兩項特徵：

    1.   在固定的時間內（如兩小時）進食，食量大於一般人。

    2.   發作的時候，無法控制進食。

    B.   會透過不恰當的代償行為如嘔吐或服食瀉藥等人為方法消除已吃下的食物，以控制體重。

    C.   暴食和代償行為同時出現，三個月內平均每周一次。

    D.   自我價值受到體型的過分影響。

    E.   對暴食的煩惱並不僅僅出現在暴食發作期間。

神經性暴食症的嚴重程度：

輕度：每周平均一至三次暴食和代償行為的發作

中度：每周平均四至七次暴食和代償行為的發作

重度：每周平均八至十三次暴食和代償行為的發作

極重度：每周平均超過十四次暴食和代償行為的發作

由於神經性暴食症患者會秘密地進行這行為，加上患者的體重亦屬正常水平，所以一般較難發現。不過，在患者以嘔吐方式吐出食物時，嘔吐物的酸性會損壞牙齒的琺瑯質，因此當牙醫為患者檢查牙齒時，仍有機會透過牙齒琺瑯質的變化而找到患者。

劇食症

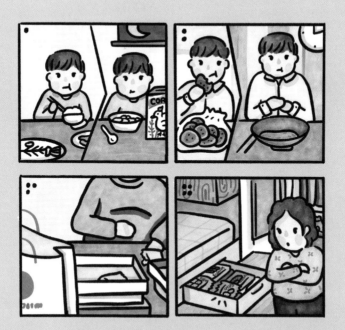

xx-xx-20xx

● ● 看到子文坐在我面前，我簡直不敢相信自己的眼睛，甚至有一刻想找護士 Betty 入來大罵一頓，覺得她搞錯了，把同名同姓的新病人當作是舊病人，直到子文開口跟我說：「何醫生，不認得我吧。」我才敢肯定這是闊別了五年的病人。

五年前，不，第一次見子文是六年多前的事。當時子文十八歲，患了厭食症，瘦骨嶙峋。我花了一年多時間悉心醫治他，讓他漸漸回復正常的體格，不瘦不胖，剛好，臨別之前我還笑說：「你這樣的身形才有女孩子喜歡。」他笑說準備到美國唸書，「要識鬼妹」。

但眼前這個子文，怎麼會變成一個大胖子了？

「從上次治療之後說起吧。」子文搔一搔頭，吐了一口氣，開始說：「五年前，我到美國讀書，去年畢業，之後花了半年時間到世界各地旅行，今年年初決定回港發展，並找到一份工作……」

之後，子文詳述他的工作內容，那是一份壓力很大、食無定時的工作。在子文上班後兩個星期，他的身體開始有異常情況發生。

「現在回想，一星期大約有兩至三次，我控制不了自己的飲食。有一天，吃過晚飯，我還要吃一大盒粟米片；又有一次，我買了八個麵包在午飯之前吃，吃完才去吃午飯，然後劇食症，其主要病徵為患者會沒有自我控制能力地不斷進食，甚至會因為擔心被人發現而偷偷進食，更會無法控制停止進食。

任何年齡的人皆有可能患上劇食症，但其患病年齡一般會較神經性暴食症年長。如果劇食症患者不作任何治療，長遠會為健康帶來致命性影響，例如由過度肥胖所引起的慢性疾病。我把午飯的餸菜都吃光了；又有一次，是星期日來的，父親剛從日本回來，買了許多零食做手信，朱古力、草餅、小蛋糕，我都忘了有多少盒，總之我一天內把它們吃清光，把父親氣死，因為他還想送人呢。」

「而結果就是你在大半年後變成一個胖子了，對嗎？」我說着，子文點頭。

聽罷子文的自述後，我向他說出我的診斷：「你患的是劇食症（Binge Eating Disorder）。劇食症和厭食症都是進食障礙，但劇食症跟厭食症不同，一個是不停的吃，一個是不願吃。」

現在的子文二十四歲，是容易患上劇食症的年齡——神經性厭食症一般在十多歲發病，劇食症患者則年長一些。很不幸地，子文一連患上兩種進食障礙。

～♪♪～

「為甚麼會患這個病？」子文的問題很好，但答案跟他六年前問為甚麼會患上厭食症一樣，都是「不知道」。壓力會是其中一個因素，而我相信他工作上的煩惱，會是這次病發的主因。

我詳細探問子文這大半年來的情況，大致上都是典型劇食症的病徵：在兩小時內吃大量東西，份量比平時要多。吃的原因不是因為肚餓，而是彷彿有種力量驅使他吃，所謂的「忍不了口」就是這個意思。而一吃下來，就控制不了，吃多少控制不了，何時停下來也控制不了。

由於劇食症患者進食的速度非常快，常常吃得胃部脹脹的，感到不舒服。記得上一個個案的「神經性暴食症」嗎？神經性暴食症的患者吃得太飽會以扣喉、服瀉藥等方法把肚裏的東西排出；但劇食症的患者不會，即使不舒服，也不會有想把肚裏的東西排出的決心。

～♪♪～

「近三個月，最少一星期有一次這個情況。」子文的說話，更

直接斷定他是患了劇食症。

「我原本不認為這是個大問題，是媽媽要我來找妳的。」子文搔一搔頭，續說：「媽媽說，發現我房內、衣櫃內、書櫃抽屜內，擺放了非常非常多的零食，然後她觀察我，發現我越來越多時間會一個人躲在睡房中吃東西，體重便上升得更顯而易見了。其實這些行為我都知道的，但直到媽媽告訴我，我才意識到當中可能有問題。」

「你要謝謝你的媽媽啊。」我認真的跟他說：「其實你知道嗎？這個病不好好治療，是有機會引致死亡的。」子文聽到我說，嚇了一跳。

我不忍心讓他驚嚇太久，於是立即揭曉謎底：「你放心，你目前的情況還算是很早期，只要治療得當，跟死亡的距離還是很遠。」

其實，不斷的暴食，首先會讓身體負荷不來，曾經有個個案就是吃到胃部爆裂而死；即使沒有這麼極端，當體重不斷上升，也會有身體發胖的老問題，例如高血壓、高膽固醇和糖尿病，即俗稱「三高」的問題出現；骨骼、關節也會因為體重過高而負荷不來，這些都是一個健康警號。

「不過，為甚麼要躲起來吃？」

「因為⋯⋯不想被人知道⋯⋯」子文說着，垂下頭，說：「對了，其實準備吃的一刻，我總有一絲罪疚感，心底也知道吃太多不好，但就沒有再細想。」

「劇食症對情緒都有影響，嚴重的會有焦慮、抑鬱症。不過，你的情況不算嚴重，只要像上次一樣聽我說，也可以痊癒。」

「好啊，我應該怎麼辦？」子文說着，正準備接受我的治療。

「跟厭食症相似，需要接受心理專家的心理治療；也跟上次一樣，我可以幫你。」其實，一班患者一起醫治會比較好，但未必那麼輕易同時間會有一班劇食症患者。

「大約多少時間可以醫好？」

「這個也要看你是否依足我的指示了，六年前你很乖，現在還可以嗎？」他點一點頭。

———⁓⁓⁓———

由於子文的情況不算太嚴重，估計一年之內可以痊癒。而且，他沒有其他相關的精神病，例如抑鬱症。雖然他也有害怕被人知道自己經常吃東西的行為，但目前還沒有到抑鬱症的程度。其實抑鬱症與劇食症之間，有一種微妙的關係。相信大家都會試過，不開心的時候，會以吃東西去麻醉自己，當然不是說大

家一出現這行為就是患了劇食症，但心情的確會影響進食，這是十分普遍的事情。於是，彷彿是抑鬱導致了劇食症；但同樣地，吃得太多，又怕被人說三道四，之後便會變成抑鬱，這有點雞蛋與雞的味道：究竟是抑鬱導致劇食症，還是劇食症導致抑鬱呢？

不過，這一切的源頭，都是源自於壓力。

壓力導致抑鬱，然後患上劇食症；壓力導致吃得太多，然後又抑鬱。所以，先處理好壓力，才是治療的源頭。但在香港，談何容易？

「轉換一下工作環境，或調整上班時的緊張感，才是治本之道啊。」我這樣對子文說，他若有所思。

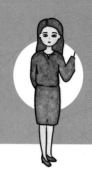

劇食症，其主要病徵為患者會沒有自我控制能力地不斷進食，甚至會因為擔心被人發現而偷偷進食，更會無法控制停止進食。

任何年齡的人皆有可能患上劇食症，但其患病年齡一般會較神經性厭食症年長。如果劇食症患者不作任何治療，長遠會為健康帶來致命性影響，例如由過度肥胖所引起的慢性疾病。

DSM-5 診斷標準：

A. 患者的劇食會不斷重複發作，並以下列兩項為特徵：

1. 在固定的時間內（如兩小時）進食，食量大於一般人。

2. 發作的時候，無法控制進食。

B. 在病發時會出現下列症狀中的至少三項：

1. 進食速度遠比平常快。

2. 無法停止進食，有失控感，直至感到不舒服的飽腹感出現。

3. 即使不感到飢餓但仍會進食大量食物。

4. 擔心因為過量進食而感到困窘，繼而選擇獨自進食。

5. 過度進食後會有厭惡自己、憂鬱的感覺，或感到嚴重的罪惡感。

C. 對於劇食的情況感到明顯不安。

D. 連續三個月平均每星期至少有一天出現劇食情況。

E. 劇食症與神經性暴食症患者的代償行為如嘔吐或服食瀉藥等消除腹中食物無關。也不是神經性厭食症和神經性暴食症的一部分。

劇食症的嚴重程度：

輕度：每周平均一至三次劇食發作

中度：每周平均四至七次劇食發作

重度：每周平均八至十三次劇食發作

極重度：每周平均超過十四次劇食發作

後記

這本書的內容，輯錄及改編自《頭條日報》逢星期五的專欄「+ve思」。

二零一八年，《頭條日報》的編輯徐曉伊 Carmen（現在是執行總編輯了）找我約寫精神科專欄，當時是說「寫三個月試試看」，我也沒料到一寫就寫了四年，幾乎把整本 DSM-5 的病例都寫完了。還記得第三個月完結後，Carmen 若無其事地叫我「下星期來稿」，我也扮作若無其事地回應「沒問題」，但其實內心十分興奮，能夠在一份覆蓋面廣的報紙中接觸大眾，對推廣精神健康是十分有幫助的。在此衷心感謝 Carmen 和《頭條日報》給予機會。

構思的時候，Carmen 提議每四期做一個病例，於是「四期一病」成為了一直沒有打破的規範。我把四期分成「起、承、轉、合」，就是患了甚麼病、找我求醫、找出病情、如何醫治這四部分，有時病情的描述多一些，有時病徵的分析多一些，並且盡量用一些輕鬆易明的表達手法和用字，希望能讓讀者簡單易明地了解多一些精神病。

當文章越寫越多，我又想把它們輯錄成書，謝謝「非凡出版」的邀請，讓我圓滿了這個想法。但我不想就這樣把報紙的稿子輯錄下來就算，畢竟連載的節奏跟書本的節奏不一樣，而且也想有一些突破，所以謝謝編輯 Cherry 跟我一起想點子，首先為四期各

五百五十字的文章疏理節奏，匯整成一篇二千字的文章，再補上一些有關精神病的小知識，豐富了很多資料，而最重要的是，找來畫家 Winny 一起合作，將每一個個案畫成四格漫畫，配合文字，所有個案都生動起來了。

Winny 畫筆下的我，大家覺得如何呢？

何美怡醫生

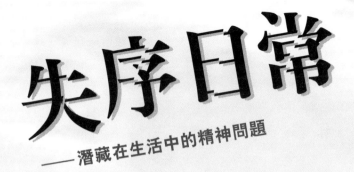

失序日常
——潛藏在生活中的精神問題

作　　者　　何美怡醫生
責任編輯　　陳珈悠
插　　畫　　Winny Kwok
裝幀設計　　黃梓茵
印　　務　　劉漢舉

出　　版
非凡出版
香港北角英皇道 499 號北角工業大廈一樓 B
電話：(852) 2137 2338
傳真：(852) 2713 8202
電子郵件：info@chunghwabook.com.hk
網址：http://www.chunghwabook.com.hk

發　　行
香港聯合書刊物流有限公司
香港新界荃灣德士古道 220-248 號荃灣工業中心 16 樓
電話：(852) 2150 2100
傳真：(852) 2407 3062
電子郵件：info@suplogistics.com.hk

印　　刷
寶華數碼印刷有限公司
香港柴灣吉勝街 45 號勝景工業大廈 4 樓 A 室

版　　次　　2023 年 6 月初版
　　　　　　©2023 非凡出版
規　　格　　32 開 (148mm x 210mm)
ISBN　　　　978-988-8809-89-9